DES

FRACTURES INDIRECTES

DE LA COLONNE DORSO-LOMBAIRE

DU MÊME AUTEUR

De l'emploi du chloroforme dans les accouchements difficiles, de la version dans les cas de rétraction tétanique de l'utérus (Extrait du *Bulletin général de thérapeutique*, 1861, in-8).

Mémoire sur l'inclusion fœtale (*Bulletin de la Société anatomique* et *Archives générales de médecine*, 1861).

De la péricardite externe (*Bulletin de la Société anatomique*, 1862).

Anévrysme du creux poplité (*Recueil des travaux de la Société d'observation*. Paris, 1859-63, t. II, p. 642).

Observation d'une tumeur de l'ovaire et de l'ovariotomie. Mémoire lu à la Société médicale d'observation, 1862 (*Recueil des travaux de la Société d'observation*. Paris, 1859-63, t. II, p. 644).

Considérations sur le traitement de la rage par le curare. (*Recueil des travaux de la Société médicale d'observation*, janvier 1863. Paris, 1859-1863, t. II, p. 667.)

Statistique raisonnée des diverses maladies chirurgicales traitées et des opérations faites dans le service du professeur Nélaton pendant les années 1863-1864 (*Gazette des hôpitaux*, 1864).

Du pansement des plaies chirurgicales et traumatiques par l'eau-de-vie camphrée. Inauguration de ces pansements dans le service du professeur Nélaton (Extrait du *Bulletin général de thérapeutique*, 1864, in-8).

De la fièvre typhoïde et de ses manifestations congestives, inflammatoires et hémorrhagiques vers les principaux organes de l'économie (cerveau, moelle, poumons, etc.), stéatose du foie. Ouvrage couronné par la Faculté de médecine de Paris en 1864, et par la Société de biologie de Paris en 1865. Thèse inaugurale. Paris, 1864, 1 vol. in-8.

Considérations sur une espèce de tumeur hypertrophique de la peau : le molluscum éléphantiasique (Extrait de la *Gazette des hôpitaux* et *Recueil des travaux de la Société médicale d'observation*, 13 janvier 1865, 2ᵉ série, t. I, Paris, 1865-66, p. 2).

Des hémorrhagies par le bout placentaire du cordon ombilical (*Bulletin général de thérapeutique*, 1866).

Paris. — Imprimerie de E. MARTINET, rue Mignon, 2.

DES

FRACTURES INDIRECTES

DE LA

COLONNE DORSO-LOMBAIRE

PAR

LE DOCTEUR CHÉDEVERGNE

Chirurgien de l'Hôtel-Dieu et de l'institution des sourds-muets de Poitiers,
Professeur à l'École de médecine, ancien interne des hôpitaux de Paris,
Lauréat de l'Académie impériale de médecine,
de la Faculté de médecine de Paris, et de la Société de biologie,
Membre de la Société médicale d'observation et de la Société anatomique, etc.

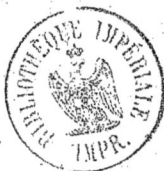

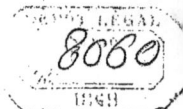

OUVRAGE COURONNÉ PAR L'ACADÉMIE DE MÉDECINE DE PARIS (PRIX GODARD), 1867

« Omnis scientia est in observatione et experimentatione. »

PARIS

J.-B. BAILLIÈRE ET FILS

LIBRAIRES DE L'ACADÉMIE IMPÉRIALE DE MÉDECINE

19, rue Hautefeuille, près du boulevard Saint-Germain.

1869

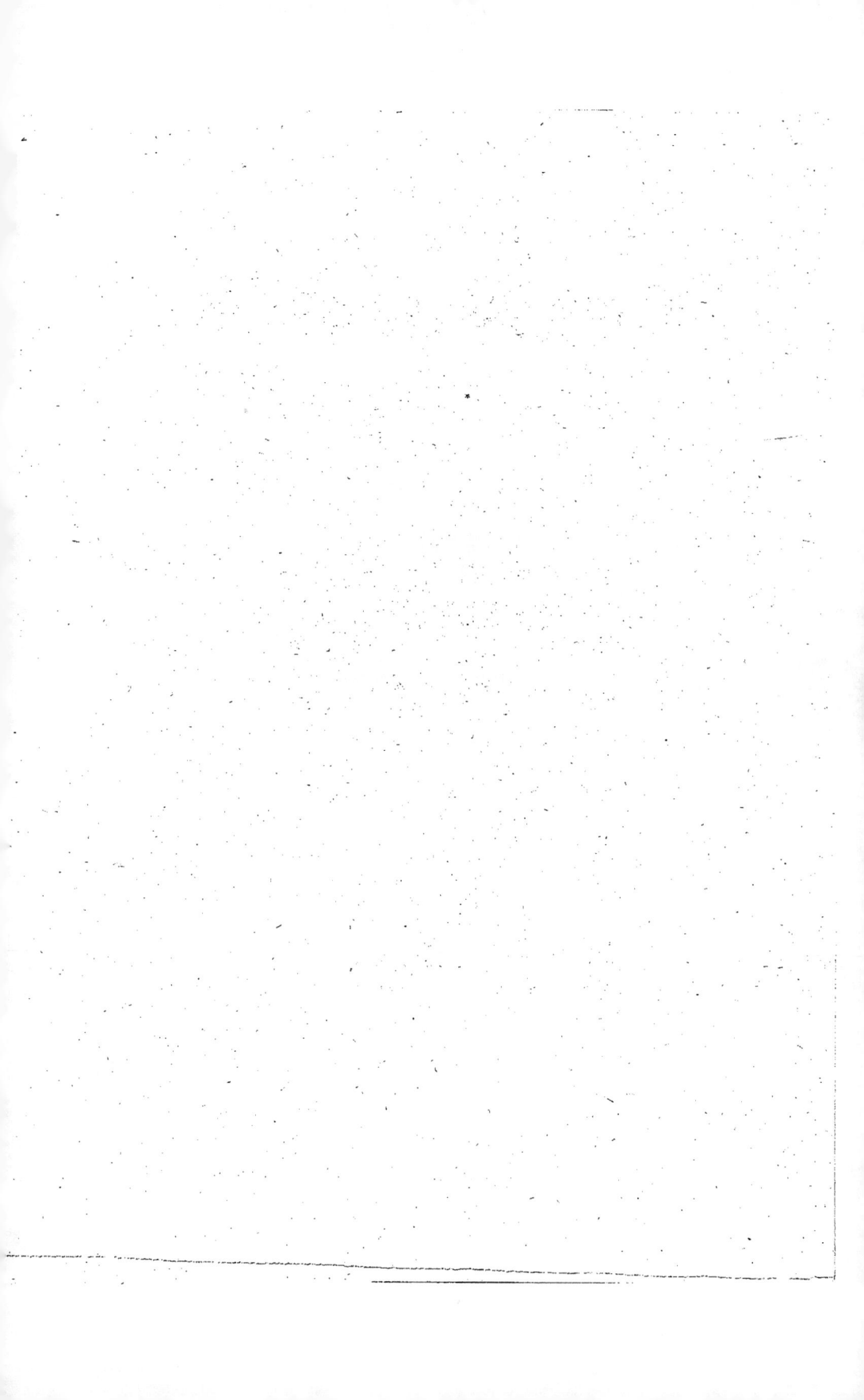

A MON MAITRE

A. NÉLATON

Sénateur, Grand Officier de la Légion d'honneur,
Professeur honoraire de clinique chirurgicale à la Faculté de médecine de Paris,
Membre de l'Institut de France (Académie des sciences)
et de l'Académie impériale de médecine.

Recevez, cher et illustre maître, comme un témoignage de reconnaissance, de sympathie et d'admiration, la dédicace de ce travail que j'aurais voulu rendre digne de vous et de vos leçons si pratiques et à jamais impérissables, car elles sont pour toujours gravées dans la mémoire de vos élèves.

CHÉDEVERGNE.

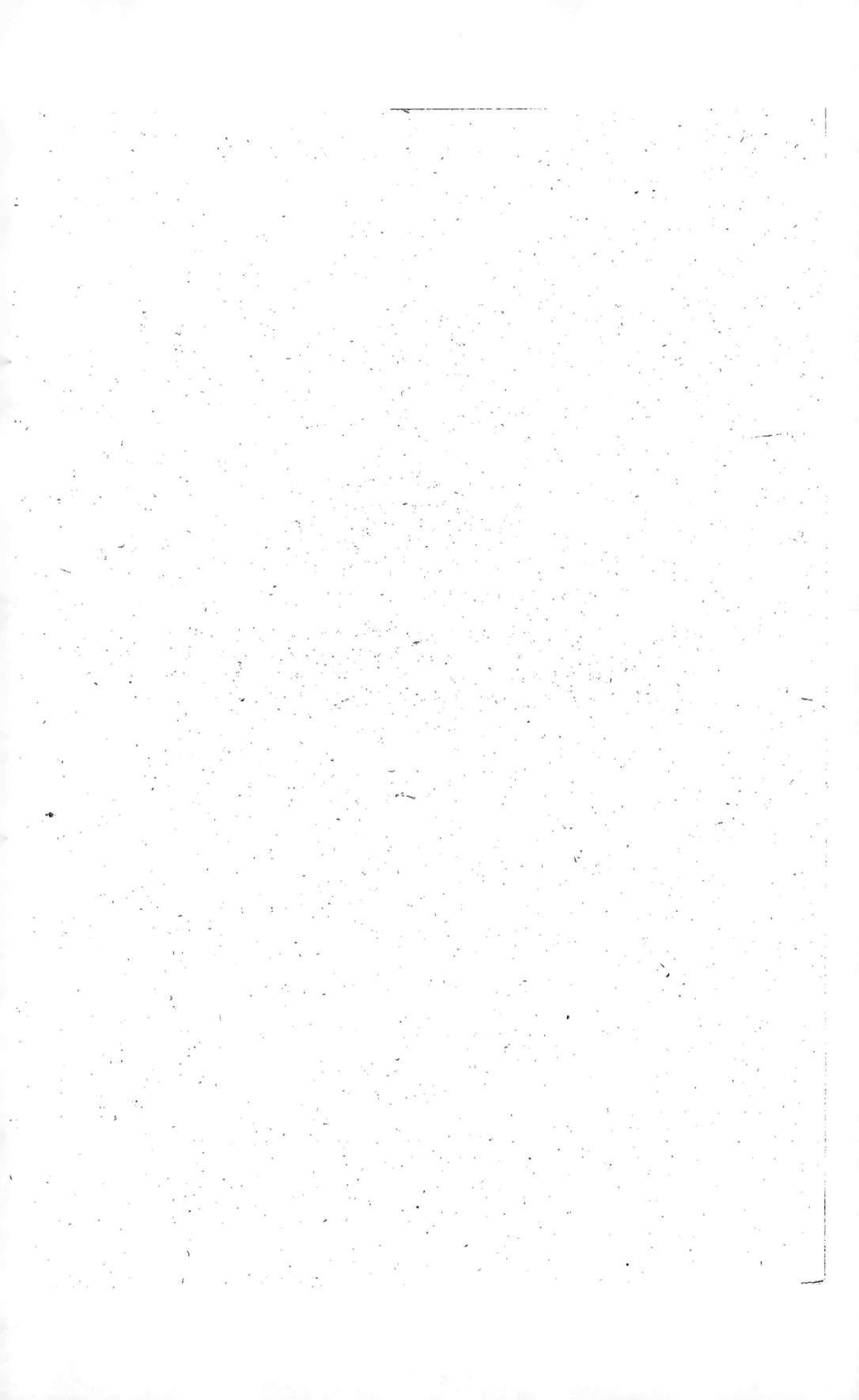

Extrait du Rapport général sur les prix décernés en 1867 par l'Académie de médecine (1).

Nous venons de dire que le prix fondé par M. Godard laissait aux candidats la plus grande latitude, puisque ce prix pouvait être accordé au meilleur mémoire sur la pathologie externe. L'Académie en a trouvé trois qui méritaient toute son attention ; mais celui qui de beaucoup se trouvait en première ligne est dû à M. le docteur Chédèvergue, professeur à l'École de médecine de Poitiers. Ce mémoire, inscrit sous le n° 7, est intitulé : *Des fractures indirectes de la colonne dorso-lombaire*. M. Legouest (2), au nom de la Commission nommée pour examiner ce travail, en a rendu le compte le plus favorable. Ce n'est pas non plus une simple analyse que M. Legouest en a donné à l'Académie, il ne s'est point borné à le reproduire presque intégralement : en même temps qu'il suivait l'auteur en quelque sorte pas à pas, il soumettait à un sévère raisonnement chacun de ses paragraphes, et il a été facile à l'Académie de reconnaître dans l'auteur un praticien consommé, un opérateur sage et habile. M. Chédevergue donne en effet et presque partout, et de la manière la plus claire, des explications satisfaisantes ; il ne se contente pas d'énumérer tous les accidents, il vous met en mesure de les prévoir et il indique les ressources que l'art peut offrir en pareilles circonstances.

(1) Fréd. Dubois (d'Amiens), *Rapport général des prix*. (*Mémoires de l'Académie de médecine*, Paris, 1867, t. XXVIII, p. ccxxiii, et *Bulletin de l'Académie de médecine de Paris*, 1867, t. XXXII, p. 1107.)

(2) Voyez Legouest, *Rapport sur le prix Godard*. (*Bulletin de l'Académie de médecine*. Paris, 1868, t. XXXIII, p. 38.)

DES
FRACTURES INDIRECTES
DE LA COLONNE DORSO-LOMBAIRE

Par le docteur CHÉDEVERGNE
Chirurgien de l'Hôtel-Dieu et de l'institution des sourds-muets de Poitiers,
Professeur à l'École de médecine, ancien interne des hôpitaux de Paris,
Lauréat de l'Académie impériale de médecine,
de la Faculté de médecine de Paris, et de la Société de biologie,
Membre de la Société médicale d'observation et de la Société anatomique, etc.

OUVRAGE COURONNÉ PAR L'ACADÉMIE DE MÉDECINE DE PARIS (PRIX GODARD), 1867 (1).

« Omnis scientia est in observatione et experimentatione. »

INTRODUCTION

Celui qui eût parlé, il y a trente ans et moins, des fractures indirectes de la colonne vertébrale, eût paru quelque peu téméraire, et n'eût rencontré qu'étonnement et incrédulité.

Alors régnait sans partage l'immortel ouvrage de Boyer, et ses doctrines sur les fractures, acceptées par tous, étaient pour ainsi dire passées à l'état d'axiome. Or le célèbre chirurgien de la Charité s'exprimait ainsi, à propos des solutions de continuité des vertèbres : « La nature » spongieuse de la substance dont elles sont formées, et la grande mobi- » lité dont la colonne vertébrale jouit, rendent nuls les efforts de toute » puissance qui, au lieu d'agir sur une vertèbre en particulier, exerce- » rait son action sur la totalité de la colonne vertébrale ; dans ce cas, les » ligaments sont distendus, déchirés, mais les os ne sont point fractu-

(1) Voyez Rapport de M. Legouest (*Bulletin de l'Académie de médecine*. Paris, 1868, t. XXXIII, p. 38) ; et Rapport général sur les prix, par M. Dubois, d'Amiens (*Mémoires de l'Académie de médecine*, Paris, 1867, t. XXVIII, p. CCXXIII, et *Bulletin de l'Académie de médecine*. Paris, 1868, t. XXXII, p. 1107).

1

» rés. La fracture ne peut donc avoir lieu dans ces os que par l'action
» d'une cause immédiate, et les contre-coups ne peuvent avoir sur les
» vertèbres les mêmes effets qu'ils ont quelquefois sur les autres os (1). »

Il est difficile d'affirmer une *vérité* avec plus de netteté et de conviction ! et sur quoi repose-t-elle ? sur cette assertion : *La nature spongieuse des vertèbres et leur mobilité rendent nuls les efforts qui s'exercent sur la totalité de la colonne*, ce qui revient à dire que la nature spongieuse des os est une condition de résistance, et que la flexibilité *restreinte* du rachis augmente sa solidité comme si elle était *illimitée*. Et pourtant l'observation et les expériences cadavériques eussent démontré péremptoirement à Boyer que la *grande mobilité* de la colonne a des bornes, que sa flexibilité circonscrite à certaines régions la protége contre les causes directes et favorise, au contraire, les effets des contre-coups ; enfin que la *puissance* qui agit sur *sa totalité* la rompt comme un arc trop courbé, parce que les *ligaments plus solides que le tissu spongieux* ne se déchirent pas, mais arrachent plutôt les surfaces sur lesquelles ils sont insérés. Comment admettre d'ailleurs *à priori* qu'une violence atteigne si facilement, avec tant d'efficacité, un *corps de si petites dimensions si mobile et si bien protégé !* Tel est le prestige de l'autorité que personne n'éleva la voix contre de si orthodoxes erreurs, et que Dupuytren lui-même ne contredit pas son illustre collègue.

Cependant en 1843 un observateur de premier ordre, Nélaton (2), reconnaît que *parfois la fracture vertébrale est produite par un véritable contre-coup*, comme dans l'exemple du soldat du Réveillon. C'est un premier pas : l'impossibilité est contestée, et la loi mise en défaut. Mais il s'agit encore de rareté, et la plupart des chirurgiens qui ne se sont pas donné la peine de réfléchir sur ce sujet, ne sont point convaincus.

Gaillard (de Poitiers), vers la même époque, signale la fréquence des fractures indirectes du rachis dans un article fort bien fait du *Journal des connaissances médico-chirurgicales*. Nous avons la satisfaction de nous trouver d'accord sur plusieurs points controversés de là question avec le savant chirurgien ; malheureusement nous avons le regret de

---

(1) Boyer, tome III, p. 132.
(2) Nélaton, *Éléments de pathologie chirurgicale*. Paris, 1844, tome II.

n'avoir pu nous procurer son mémoire alors que le nôtre était encore entre nos mains, et d'être aujourd'hui dans l'impossibilité d'en faire l'analyse, et de rendre à ce travail la justice qu'il mérite.

Bientôt paraît (1847) le *Traité des fractures* de Malgaigne (1). Le chirurgien parfois paradoxal mais de courageuse opposition proclame : « que dans la grande majorité des cas les fractures du corps » des vertèbres ont lieu par contre-coup ». Les auteurs du *Compendium de chirurgie* adoptent la manière de voir de Malgaigne, mais ils semblent encore renchérir sur lui. Ils paraissent douter de la possibilité des ruptures directes du *corps vertébral*. Malgré ces imposants suffrages, la *vieille* doctrine règne encore en beaucoup de lieux, et il n'est pas inutile de démontrer, preuves en mains, qu'elle est aussi mauvaise que surannée. Or les faits nombreux de solution de continuité de l'épine que j'ai vus dans les hôpitaux, mûrement médités, me conduisent à accepter sans restriction la *nouvelle*. Pour l'appuyer encore et l'établir sans réserve, je crois devoir exposer les résultats de mon observation et la développer plus qu'elle ne l'a été jusqu'ici.

Lorsque je dis la nouvelle doctrine, je ne veux pas prétendre qu'elle soit née d'aujourd'hui, ni qu'elle ait été absolument inventée par les chirurgiens contemporains. Elle est seulement rééditée. Il en est presque toujours ainsi des innovations, et je n'ai pas l'intention d'amoindrir en rien le mérite des auteurs précédents. Cependant les opinions exclusives soutenues par Boyer ont d'autant plus lieu de nous surprendre, qu'en 1774 un de ses illustres prédécesseurs, Louis (2), déclare formellement : « les fractures vertébrales ne se font guère par l'effet de » la percussion immédiate, elles sont plutôt le résultat de la secousse et » de l'ébranlement dont l'endroit fracturé est le centre ». Il ne cite, à vrai dire, qu'un seul exemple de rupture par cause indirecte, mais il est d'une netteté et d'une précision qui emporte la conviction, et qui lui donne bien plus de valeur qu'à vingt autres faits équivoques trouvés çà et là dans les recueils, où une affirmation remplace presque toujours une démonstration.

On a rarement la chance de pouvoir fixer exactement le *mécanisme* d'une fracture donnée, surtout d'une fracture de vertèbre ; et cepen-

(1) Malgaigne, *Traité des fractures et des luxations.* Paris, 1847, t. I, *Des fractures.*
(2) Louis, Mémoire lu à l'Académie royale de chirurgie, 1774.

dant les observations sont nécessaires pour étayer la théorie qui ne doit jamais être fondée sur le raisonnement seul. La violence qui détermine la solution de continuité a des effets complexes, et il est souvent difficile de démêler parmi eux celui qui a été réellement efficace. D'ailleurs l'homme de science ne voit pas lui-même ; il n'a fréquemment pour le renseigner que des témoignages douteux. Au milieu de la perturbation d'esprit des assistants, de l'épouvante et de la perte des sens du blessé, de l'émotion de tous, il ne se trouve personne capable de lui rendre compte d'un accident qui a bien plus frappé les imaginations que les yeux. Aussi n'obtient-il la plupart du temps que des récits inexacts ou *imaginaires*. Je dirais, s'il m'était permis de m'exprimer ainsi, qu'il reçoit une pièce pathologique dont il connaît à peine la provenance. Voilà le motif des longues incertitudes qui planent indéfiniment sur certaines questions et des discussions interminables soulevées à leur sujet.

Leur solution exige donc des faits parfaitement étudiés et des expérimentations sérieuses. Sur cette base positive peuvent être alors édifiées des théories qui expliquent tous les cas particuliers ; mais elle manque à peu près jusqu'à présent pour les fractures vertébrales. Nous nous sommes imposé la tâche de travailler son élévation.

La clinique met à notre disposition deux ordres de preuves de valeur très-différente : les attestations des témoins et des malades, et certains phénomènes physiques facilement appréciables. D'après ce que nous déclarions tout à l'heure, on comprend avec quelle circonspection nous admettons les dires des assistants et du blessé ; on ne sera nullement étonné que nous ne les acceptions comme authentiques qu'autant qu'ils sont appuyés par quelques signes directs incontestables. Mais lorsque ces signes directs bien et dûment observés concordent avec les renseignements fournis, nous n'avons pas de raison de pousser plus loin notre scepticisme et nous concluons. Ainsi, par exemple : un malheureux atteint de fracture de la première lombaire ou de la dernière dorsale certifie qu'il est tombé d'un étage élevé sur les pieds ; des personnes présentes sur le lieu de l'accident confirment son assertion ; il existe jusque-là une somme de probabilités en faveur des renseignements fournis. Mais le chirurgien constate *de visu* des ecchymoses très-marquées autour des malléoles ou même une fracture de l'extrémité inférieure du tibia, ou encore une luxation d'un ou des deux pieds. Le doute n'est plus permis : la chute s'est effectuée perpendiculairement sur les membres inférieurs, et elle est la cause déterminante de la solution de continuité. Il reste à apprécier le mécanisme intime.

Une autre fois, sur un homme debout ou assis tombe un fardeau pesant qui lui laisse à la partie postérieure et supérieure du tronc des traces évidentes, du choc ; ou bien son corps est plié en deux par une pression quelconque ; la douzième dorsale ou la première lombaire se fracture ; il s'agit d'une rupture par flexion en avant.

De pareils faits, — et ils ne sont pas rares, — établissent nettement les fractures indirectes ou par contre-coup.

Mais, de plus, des expériences cadavériques variées reproduisant autant que possible le mode d'action des violences extérieures signalées, amènent des résultats semblables à ceux que déterminent les causes *fracturantes* ordinaires ; les résultats sont, en un mot, identiques dans les mêmes circonstances sur le cadavre et sur le vivant ; le mécanisme est complétement élucidé, et l'on est autorisé à poser une loi générale qui embrasse tous les cas et permette de reconnaître l'espèce de solution de continuité presque à première vue.

Avant d'entrer franchement en matière, il était nécessaire d'exposer clairement ma manière de comprendre la question ; je n'insiste pas, car en somme il s'agit d'une définition, et elle est résolue maintenant pour tous les hommes réellement au courant de la science.

J'analyserai dans un instant les moindres particularités du mécanisme de la lésion osseuse, je ne m'arrêterai pas seulement à ces détails intéressants sans doute, mais qui ne seraient en quelques points que la paraphrase de certains travaux antérieurs.

Après une rectification importante sur ce sujet même, je tracerai minutieusement l'anatomie pathologique de la fracture classique par flexion en avant, et je mettrai pratiquement en lumière le mode de compression de la moelle presque toujours le même. Je chercherai à établir par des signes mieux étudiés qu'ils ne l'ont été jusqu'ici, le diagnostic anatomique de ces fractures, et je développerai les altérations des liquides excrémentitiels. Enfin je réunirai les éléments d'un nouveau pronostic, je poserai quelques règles de traitements et je ferai tous mes efforts, après bien d'autres, pour renverser définitivement la doctrine de la trépanation *rachidienne*.

CHAPITRE PREMIER.

ANATOMIE ET PHYSIOLOGIE DE LA COLONNE DORSO-LOMBAIRE.

Les vertèbres sont reliées entre elles par divers moyens d'union d'une solidité variable qui font de la colonne une tige unique et flexible, dont les différentes parties composantes sont inséparables. Il est établi en effet que, dans les deux sections dorsale et lombaire, elle se divise par la rupture d'un de ses os, mais presque jamais par la déchirure du ligament principal, du ligament interosseux.

Les disques intervertébraux formés de fibres nombreuses allant d'une vertèbre à l'autre, sous plusieurs directions, sont d'une résistance qui dépasse beaucoup celle des os qu'ils unissent ; ils possèdent du reste une élasticité et une souplesse dont le tissu spongieux est dépourvu.

Outre ces disques et les faibles liens qui entourent les apophyses articulaires, les ligaments jaunes qui vont d'une lame vertébrale à une autre, il existe des ligaments périphériques unissant entre eux tous les anneaux de la tige vertébrale. Ce sont les ligaments *vertébral commun antérieur*, *surépineux*, et *vertébral commun postérieur*. Ce dernier n'est pas extérieur, puisqu'il se trouve dans le canal rachidien, mais il est périphérique relativement au corps de chaque os. Conjointement avec l'antérieur, il constitue à la colonne une sorte de périoste qui en augmente la solidité.

Mais la résistance des *ligaments périphériques* est loin d'égaler celle des *disques fibreux*. Si *ceux-ci* ne se déchirent presque jamais, *ceux-là* se rompent presque toujours dans les fractures des corps vertébraux et avant la vertèbre.

Mouvements. — La colonne dorso-lombaire possède des mouvements de flexion en avant, sur les côtés et en arrière. Ils peuvent se produire à des degrés divers entre tous les anneaux vertébraux, mais leur étendue va en augmentant de haut en bas et de bas en haut à mesure qu'on approche de la dernière dorsale et de la première lombaire. D'après les expériences de Weber et de Malgaigne que j'ai facilement vérifiées, la mobilité est nulle entre la septième cervicale et la première dorsale ;

elle est extrêmement faible entre les sept premières dorsales ; elle augmente entre les suivantes et devient très-considérable entre la dernière de toutes et les lombaires. Pourtant il existe d'assez nombreuses variétés, quant au siége principal des mouvements. Tantôt il se rencontre entre la première et la deuxième lombaire, entre la douzième dorsale et la première lombaire, entre la onzième et la douzième dorsales. En définitive la flexion se passe, presque toujours entre la onzième dorsale et la deuxième lombaire : premier point établi. — Je ne m'occupe pas pour le moment d'un autre centre de mobilité situé entre la quatrième lombaire et la première sacrée.

Je me contente de faire remarquer ici cette frappante coïncidence : neuf fois sur dix au moins, dans les solutions de continuité par cause indirecte de la colonne dorso-lombaire, *c'est la première lombaire ou la douzième dorsale* qui est fracturée, mais plus souvent la douzième dorsale.

Courbures. — Le rachis vu d'ensemble offre quatre *courbures* antéro-postérieures. La courbure dorsale et la courbure lombaire seules nous intéressent. L'une est concave, l'autre est convexe en avant ; par conséquent à elles deux, elles forment une S fort allongée, car ses deux moitiés appartiennent à des cercles d'un très-grand rayon.

La courbe supérieure va de la première à la onzième dorsale, elle est égale en moyenne à 27 centimètres ; l'inférieure commence à la douzième dorsale et se termine au sacrum ; elle mesure 19 centimètres. Le point d'accordement de ces deux courbes se trouve au niveau de la douzième vertèbre dorsale ; parfois il occupe le cartilage qui est au-dessus, ou plutôt le cartilage qui est au-dessous. Ce point, appelé en géométrie point d'inflexion, *est un lieu mathématique par lequel passe la tangente aux deux courbes.* Il a une importance capitale, et je m'étonne que personne jusqu'à présent n'ait tiré de sa situation *unique* des conséquences faciles à deviner relativement au *mécanisme* des fractures indirectes du rachis. Constatons seulement à cette heure que la douzième dorsale est le siége de prédilection de ces solutions de continuité et que le *calcul* rend compte de ce privilége. Un peu plus tard, nos expériences cadavériques nous fourniront l'explication de ce fait constant.

Développement. — Les vertèbres *se développent* par trois points d'ossification primitifs, un médian et deux latéraux. De quinze à dix-huit ans cinq points complémentaires se montrent : 1° un pour le sommet de chaque apophyse transverse ; 2° un pour le sommet de l'apophyse épineuse ; 3° deux pour le corps constituant les *lames épiphysaires*, de sorte que, selon la remarque de M. Cruveilhier, « il y a une époque » où la colonne vertébrale offre autant de triples disques osseux qu'il y » a de vertèbres ».

C'est seulement de *vingt-cinq à trente ans* que les épiphyses se réunissent au corps.

Nous ne trouvons pas là, comme on le voit, le mode d'ossification des os courts, mais bien celui des os longs. Ces données d'anatomie et de physiologie *normales* nous rendent raison de ce phénomène d'anatomie et de physiologie *pathologiques* : chez les sujets jeunes encore, la fracture vertébrale a lieu entre la lame supérieure et le corps de la vertèbre ; il y a *arrachement* de l'épiphyse.

CHAPITRE II.

ÉTIOLOGIE.

Malgaigne considère les fractures des vertèbres comme *fort rares*, puisqu'il ne s'en est présenté, dit-il, que quatorze cas en onze années à l'Hôtel-Dieu. Je ne puis partager l'opinion du savant chirurgien, car en quatre ans, de 1861 à 1865, j'en ai observé plus de 20. Peut-être cette différence de chiffres tient-elle en partie à ce que les grands traumatismes sont plus communs aujourd'hui qu'à l'époque choisie par Malgaigne, en raison des immenses travaux qu'on exécute actuellement dans Paris et des accidents si fréquents de chemins de fer. Les *chocs* énormes et les *chutes* d'un lieu très-élevé sont en effet les causes ordinaires de ces terribles lésions.

Les fractures indirectes du rachis peuvent résulter de violences diverses en apparence, quoique identiques au fond, quant à leur mode d'action.

Lorsque nous compulsons nos propres observations et celles que nous avons reconnues comme des types semblables dans les recueils des auteurs, nous trouvons toujours pour point de départ de la rupture un chute d'un lieu élevé sur les pieds ou sur les fesses (obs. I, IV, VII, IX, etc.), ou bien une flexion forcée du tronc en avant (obs. V, VI, X), ou en arrière (obs. III). C'est à dessein que nous mettons de côté, pour le moment, celles dans lesquelles la solution de continuité est attribuée à un choc quelconque sur le dos, quoique beaucoup d'entre elles soient des fractures par contre-coup. La qualification de fracture directe qui leur est octroyée dépend, en effet, fréquemment de ce qu'elles ont été rédigées à une époque où l'on n'admettait classiquement que celles-ci.

Un des plus beaux spécimens que nous possédions de rupture vertébrale, par suite d'une chute sur les pieds, nous est fourni par un jeune soldat qui voulut descendre d'un troisième étage au moyen d'une corde attachée à une fenêtre. La corde cassa et il tomba sur les extrémités inférieures. Il nous fut apporté à l'hôpital, atteint de fracture de la douzième dorsale et de la jambe droite.

En voici la relation intégrale.

OBSERVATION I. — Chute d'un deuxième étage sur les pieds. Perte de connaissance. Résolution des quatre membres. Paraplégie, conservation de la sensibilité des membres inférieurs. Constipation et rétention d'urine, anesthésie des organes génitaux externes. Pas d'érections. Urine rare d'abord, plus abondante ensuite, contenant un dépôt épais, visqueux et des sels cristallisés. Un peu de fièvre. Fourmillements et élancements dans les membres inférieurs, etc. Tuméfaction lombo-dorsale, saillie angulaire des apophyses épineuses des onzième et douzième dorsales et latéralement des transverses de cette dernière. Fracture du corps de la douzième dorsale. Congestion méningée, cystite. Fracture de la jambe droite. Guérison complète.

Le 6 décembre 1861. Moley Théodore, cordonnier, actuellement militaire en congé, vers cinq heures et demie du matin, était monté au troisième étage d'une maison qu'il habitait, rue Bellefond, pour rendre une visite accoutumée à la femme d'un cocher de fiacre. Ce dernier venait de sortir selon son habitude. Mais, par malheur, il eut la malencontreuse idée de vouloir rentrer chez lui, une heure plus tard. En l'entendant frapper à la porte, Moley ne prit que le temps de s'habiller à demi, il faisait encore nuit, — il saisit une corde, l'attacha à la fenêtre, et, s'y cramponnant avec les mains, il se mit en devoir de descendre dans la rue. À peine était-il arrivé à la hauteur du deuxième étage que son frêle cordage se rompit. Ses pieds un instant après touchaient perpendiculairement le sol ou plutôt le pavé, et il était projeté sur le côté droit du corps. Il perdit immédiatement connaissance. On le releva et on l'apporta à l'hôpital Lariboisière, dans les salles de M. Voillemier, — Saint-Honoré, n° 25. — Quelques instants après son entrée, mon service d'interne me conduisait auprès de lui.

Moley est un jeune homme de vingt-six ans, fortement musclé et d'une belle constitution apparente. Il est en ce moment plongé dans un coma profond. Ses membres sont dans la résolution la plus complète. Sa jambe droite déformée, tuméfiée, présente, à sa partie inférieure, de la mobilité anormale et de la crépitation : Fracture deux pouces à peine au-dessus de l'articulation tibio-tarsienne. Il existe à la région lombaire et à la fin de la région dorsale une tuméfaction considérable, dans une étendue de 12 ou 14 centimètres en hauteur, et de 20 ou 25 transversalement. Sur la ligne médiane, en déprimant les parties molles, on reconnaît une courbure angulaire saillante en arrière de la ligne des apophyses épineuses.

7 décembre. La connaissance est revenue. Le malade nous confirme ce que nous avons raconté plus haut de son accident sur la foi d'un témoin qui l'avait accompagné ici. On n'observe aucun phénomène morbide ni du côté de la face, ni du côté des membres supérieurs, mais il y a paralysie complète du mouvement des membres inférieurs, tandis que leur sensibilité est conservée. La miction est impossible, le malade n'a pas uriné depuis qu'il est entré à l'hôpital, c'est-à-dire depuis plus de vingt-quatre heures, cependant la percussion nous indique qu'il n'y a pas beaucoup d'urine dans la vessie. J'en retire 300 grammes par le cathétérisme. Pas de fièvre. Le malade est placé dans la position horizontale et dans le décubitus dorsal. Une portion d'aliments.

8 décembre. Il est sondé deux fois par jour, il ne sent pas le cathéter passer dans l'urèthre ni arriver dans la vessie. — On trouve peu d'urine à chaque fois. Il ne mange pas la portion qu'on lui donne, mais seulement quelques bouillons. La soif est peu vive. Il existe pourtant un léger mouvement fébrile.

9 décembre. Pas de selle jusqu'à ce jour. Huile de ricin 15 grammes.

10 décembre. Le malade a été à la garderobe. La quantité d'urine augmente. Le gonflement de la région dorso-lombaire a bien diminué latéralement surtout.

11 décembre. Sur la ligne médiane persiste toujours la courbure angulaire signalée précédemment. L'angle est constitué par la saillie d'une apophyse épineuse qui paraît être celle de la douzième dorsale. La peau est tendue sur elle. L'espace qui la sépare de la onzième dorsale proéminente aussi paraît être d'environ deux pouces. Dans l'intervalle existe un vide où l'on peut enfoncer le bout des doigts; mais sur les côtés, à 2 ou 3 centimètres du milieu, de part et d'autre on sent deux autres saillies dures et arrondies.

12 décembre. L'urine abondante est chargée d'une notable quantité de matières visqueuses filantes ressemblant à une solution de gomme très-épaisse. Par le repos, elles se déposent au fond du vase qui contient les urines et elles y restent adhérentes, ayant l'apparence de la gélatine décolorée. Par le microscope, au milieu d'une certaine quantité de mucus et de pus, on découvre une multitude de cristaux gros et petits, d'une forme régulièrement polyédrique. Ce sont des phosphates ammoniaco-magnésiens.

Je remarque que le soir de l'entrée des visiteurs dans les salles, le malade est toujours plus fatigué et plus triste. Il continue à manger peu.

14 décembre. Le dépôt augmente dans les urines. Le besoin d'uriner se fait sentir plus fréquemment. Le malade est sondé trois fois pendant les vingt-quatre heures. La sonde d'argent est remplacée depuis le 12 par la sonde-bougie en gomme; anesthésie des organes génitaux. Quelques fourmillements, des élancements, des soubresauts au commencement du sommeil sont éprouvés dans les membres inférieurs. Toujours peu d'appétit, constipation. La fièvre continue fort modérée. Pouls à 90. Huile de ricin, 15 grammes.

Les mêmes phénomènes se reproduisent sans changer jusqu'au 20 décembre. Ce matin, vers cinq heures, le malade est saisi d'un pressant besoin d'uriner, et après de nombreux efforts il peut rendre une faible quantité d'urine.

21 décembre. On est toujours dans l'obligation de pratiquer souvent le cathétérisme, car les envies de miction sont très-fréquentes et très-douloureuses. La vessie, fortement revenue sur elle-même, contient peu d'urine.

Le malade n'a pas eu d'*érection* depuis son arrivée ici, malgré la visite bi-hebdomadaire de la personne aimée, cause de son malheur, pour laquelle il dit avoir encore une grande affection.

25 décembre. Il commence à uriner seul; la composition physique et chimique de l'urine est toujours la même. Il ne peut aller à la garderobe sans lavements.

27 décembre. Les élancements et les fourmillements des membres inférieurs diminuent. Ces derniers sont toujours immobiles depuis l'entrée, et leur sensibilité paraît n'avoir subi aucune atteinte. Le cathétérisme devient inutile.

28 décembre. L'appétit revient. La fièvre a tout à fait cessé depuis le 25. Les envies d'uriner sont moins fréquentes, les urines moins chargées. Les érections normales, qui avaient complétement disparu depuis l'accident, se montrent après le rétablissement de la sensibilité des organes génitaux.

1er janvier 1862. Le service de la salle Saint-Honoré passe aux mains de mon collègue et ami Paintevin, qui doit me tenir au courant de l'état du malade; je revois d'ailleurs ce dernier de temps à autre jusqu'à sa sortie de l'hôpital.

La suite de l'observation peut se résumer en trois mots : L'amélioration progresse uniformément jusqu'à la guérison complète, qui a lieu au commencement de février.

La disposition de la ligne des épines est actuellement ce qu'elle était le 11 décembre quand nous l'avons décrite : Saillie de la douzième apophyse dorsale qui est séparée par un intervalle notable de la précédente. A partir du 8 janvier, le malade commence à aller facilement à la selle.

Le 12 janvier, il arrive à remuer ses jambes dans son lit.

Le 19 janvier, il soulève facilement la gauche. La droite *fracturée* est dans un appareil. Hier il a été levé pour la première fois et assis dans un fauteuil.

Le 12 février, il marche en s'appuyant sur l'épaule d'un de ses voisins.

Le 15 février, il sort guéri. Il va sans peine, à pied, de la salle à la porte de l'hôpital où l'attend une voiture.

Je le rencontre, le 30 mars, cheminant librement dans la rue.

Ainsi donc, les fonctions se sont successivement rétablies en suivant cet ordre : vessie, rectum, pénis, membres inférieurs.

A côté de cette observation, je pourrais placer un cas, rapporté par Ollivier d'Angers (1). Il s'agit d'une femme de quarante-neuf ans, qui, pour se débarrasser des souffrances que lui causait une affection douloureuse, se précipita par la fenêtre de sa chambre située au quatrième étage. Elle tomba sur les extrémités inférieures : « Les deux pieds étaient luxés; celui du côté droit en dedans, celui du côté gauche en arrière; la peau des deux talons était contuse et déchirée, et donnait issue à plusieurs fragments des os du tarse. L'astragale du côté gauche était en partie sortie à travers une rupture longitudinale des téguments; » paralysie des membres inférieurs de la vessie et du rectum.

(1) Ollivier d'Angers, *Traité des maladies de la moelle*, 37e obs.

La mort arriva le troisième jour. A l'autopsie, on trouva « la dixième vertèbre dorsale fracturée transversalement sans déplacement des fragments ».

Dupuytren (1) a publié deux faits très-remarquables de solution de continuité de la douzième dorsale par suite d'une chute d'un lieu élevé sur les pieds (III° et VII° obs.). Dans un cas (VII° obs.), le corps vertébral est séparé en deux moitiés verticales dont l'une, la gauche, est réduite en esquilles.

Louis (2) rapporte également un magnifique spécimen d'*écrasement* de la douzième dorsale. Le sujet est un homme de quarante ans, qui tombe d'un arbre, sur les pieds, et qui reste debout, après sa chute, adossé au tronc de l'arbre. Il est bientôt affecté de paraplégie et de rétention d'urine, et meurt le trentième jour. A l'autopsie, on voit le corps de la dernière dorsale, divisé en trois ou quatre morceaux.

Plusieurs de nos observations, qui se rencontreront plus loin, sont de la même espèce. (Obs. I, IV, IX, XI, XII.)

Il est évident, comme nous allons le démontrer bientôt, que dans les fractures de cet ordre la *flexion du rachis* joue d'ordinaire un grand rôle. Elle est la cause exclusive de la production de quelques autres.

Notre cinquième observation nous apprend l'histoire d'un malade qui, portant sur son dos un lourd fardeau, tombe sur les fesses, pendant que le faix entraîné dans sa chute abaisse fortement la moitié supérieure du tronc, et fléchit énergiquement la colonne jusqu'à la rompre. La douzième dorsale est fracturée.

M. Donnel, de Dublin (3), a rapporté un exemple très-significatif tiré de sa pratique. Un homme reçoit sur l'occiput, la nuque et *les épaules* un sac de blé qui le *plie en deux*, et la première lombaire est brisée.

Un autre analogue a été publié par mon ami le docteur Tillaux (4). Un carrier est amené à Bicêtre, dans le service de chirurgie, atteint d'une solution de continuité de la première lombaire. « Il venait de recevoir » sur le dos un bloc de pierre qui l'avait renversé en fléchissant vigou- » reusement le tronc en avant. »

(1) Dupuytren, *Leçons orales*, article FRACTURES DES VERTÈBRES.
(2) Louis, *Académie de chirurgie*, 1774. — *Archives générales de médecine*, 1836.
(3) Donnel (de Dublin), *Archives générales de médecine*, octobre 1865.
(4) Tillaux, *Bulletin de thérapeutique*. 1866, n° 5.

Je crois devoir faire connaître encore très-succinctement l'observation suivante :

OBSERVATION II. — *Flexion forcée du tronc en avant. Fracture de la première lombaire.*
Paraplégie incomplète, troubles des urines. Déformation lombo-dorsale. Guérison.

Un jeune homme, âgé de vingt-trois ans, se trouvait placé près d'une charrette pesante qu'on
était en train de décharger en arrière. La partie antérieure de la charrette était relevée en haut
et la partie postérieure touchait à terre. Au moment où l'on enlevait une lourde caisse, un
mouvement de bascule se produisit, et l'un des timons vint frapper violemment le jeune
homme à la face postérieure du tronc, un peu au-dessous des épaules, alors qu'il était un peu
courbé en avant. Il s'affaissa sans perdre connaissance, et on le transporta à l'hôpital Lariboisière, salle Saint-Napoléon, service de M. Voillemier. C'était le 10 août 1861.

Il existait une vive douleur de reins ; les membres inférieurs étaient incomplètement paralysés du mouvement, et la sensibilité était conservée. On rencontrait une tuméfaction considérable dans la région lombo-dorsale.

Le 16 août, ce gonflement était à peu près dissipé et il était facile de sentir une saillie très-
prononcée de la première apophyse épineuse-lombaire.

Le malade pouvait remuer les jambes dans son lit, mais non les soulever ; il urinait souvent et
ses urines renfermaient un dépôt muqueux épais et filant. Il fut placé dans la position horizontale. Les jours suivants, il survint une légère fièvre ; des élancements et des fourmillements se
firent ressentir dans les membres inférieurs, puis les choses se passèrent régulièrement.

Au commencement d'octobre, il put se lever et essayer de marcher ; il sortit bientôt et il guérit tout à fait. Il ne persista pas trace de paraplégie.

Ces faits sont simples et très-probants. Je n'ajoute rien, car il est
impossible de rapporter la fracture à une autre cause que celle qui est
indiquée.

Restent les chutes d'une grande hauteur, dans lesquelles le tronc
heurte le sol par sa face postérieure ou rencontre dans sa descente des
corps saillants, des pièces d'échafaudages, des poutres, etc., contre
lesquels la colonne se brise. Les auteurs du *Compendium de chirurgie*
aussi bien que Malgaigne n'hésitent pas à faire intervenir en ces circonstances, comme agent déterminant de la solution de continuité un
contre-coup.

En effet, le siége de la fracture est encore ordinairement alors, la
douzième dorsale ou la première lombaire, c'est-à-dire les vertèbres
les plus mobiles. Or, avec l'hypothèse d'une action directe, ou ne saurait s'expliquer cette singulière prédilection de la violence, pour une
région qui est précisément la moins exposée aux chocs extérieurs, en
raison de la place qu'elle occupe sur la courbe dorso-lombaire.

Les forces qui accomplissent la rupture ne fixent donc son *lieu* et ne produisent *mécaniquement un travail utile* qu'en mettant en jeu et en exagérant les mouvements naturels du rachis. C'est une action indirecte s'il en est.

Il est facile de prouver que la violence ne porte pas généralement au niveau de la solution de continuité, en remarquant que les apophyses épineuses sont parfois brisées loin du *lieu* de la fracture du corps vertébral.

Cependant certaines ruptures du disque osseux n'occupent pas le siége ordinaire, mais une quelconque des vertèbres dorsales ou lombaires ; comment se sont-elles effectuées ? Existe-t-il en un mot des fractures de la colonne par cause directe ? Si l'on voulait être sévère sur les mots, il est évident qu'il ne faudrait regarder comme directes, que celles des lames et des apophyses postérieures, et considérer, au contraire, celles du corps comme le résultat d'une flexion forcée. Nous n'irons pourtant pas aussi loin. N'insistons pas, déclarons seulement que décrire les fractures indirectes de la colonne dorso-lombaire, c'est à peu près décrire toutes les fractures de cette région.

La constance du siége de la lésion indique à priori, avons-nous dit, qu'il doit y avoir à cette règle une raison anatomique et physiologique déjà signalée, d'ailleurs, en partie par Bonnet et Malgaigne. Voyons ce que nous apprendra l'expérimentation cadavérique.

Expérimentation. — Fléchissons la colonne vertébrale en avant et suivons ce qui se passe. Le sujet étant assis sur ses ischions, nous exerçons une pression de plus en plus forte sur les dernières vertèbres du col et les premières du dos, ou sur les épaules. Alors la courbure dorsale s'exagère, la courbure lombaire commence à se redresser, et de convexe en avant, elle devient concave. L'S formée à l'état normal par ces deux courbures s'efface de plus en plus. Les deux branches, se dirigeant d'abord en sens inverse, se mettent bientôt dans le prolongement l'une de l'autre sur un arc de cercle assez régulier, dont le rayon diminue à mesure que la pression cherche à rapprocher ses deux extrémités.

Pendant que cet arc passe d'une circonférence plus grande à une circonférence plus petite, les disques intervertébraux s'aplatissent en avant, les ligaments postérieurs (surépineux, jaunes, etc.), sont tiraillés en arrière.

Enfin, il n'est point encore arrivé à constituer une demi-circonférence, qu'un craquement se fait entendre annonçant une rupture : Le ligament surépineux a arraché son point d'insertion au sommet de l'apophyse de la douzième dorsale ou de la première lombaire, rarement d'une autre. Le mouvement se continue : il sé produit entre l'apophyse lésée et celle qui est au-dessus un écartement qui s'accroît d'instant en instant. L'interépineux entraîne la crête de la même douzième ou treizième épineuse èt le ligament jaune, le bord supérieur de la lame vertébrale.

Bientôt le *grand surtout ligamenteux postérieur* se déchire, et le corps de la vertèbre est séparé en deux fragments, dont généralement le supérieur est très-mince, et l'inférieur beaucoup plus considérable. Tandis que ces arrachements et ces fractures s'effectuent en avant et en arrière d'elles, *les arthrodies* latérales se disjoignent, lès surfaces contiguës se séparent momentanément ou se *luxent* définitivement.

Lorsque l'on ploie une tige droite, flexible et d'une résistance égale d'une extrémité à l'autre, il se produit un arc de cercle régulier ; si elle se brise, la rupture a lieu au *maximum* de la courbe, c'est-à-dire au milieu de la tige au point le plus violenté. Quand il s'agit de la tige vertébrale flexible, mais irrégulière et composée de parties de force et de mobilité diverses, les choses se passent différemment.

Il faut d'abord redresser une moitié pour la courber ensuite en sens inverse ; la fracture devra donc atteindre le point qui sera le plus éloigné de son siége primitif, le disque osseux qui sera le plus tiraillé. Si la courbe lombaire appartenait à un cercle d'un petit rayon, la vertèbre qui aurait le plus de chemin à parcourir serait celle du milieu, mais elle appartient à un cercle d'un assez grand rayon (28 centimètres) ; elle se redresse facilement, d'autant plus que les vertèbres de ses deux extrémités sont fort mobiles, et que celles de son milieu ne bougent guère dans ce redressement. Elle peut donc être considérée à la limite comme une ligne droite.

La vertèbre qui aura le plus changé de front, qui se sera le plus éloignée de sa situation normale, pour prendre place sur l'arc de cercle décrit par la colonne dorso-lombaire fléchie, sera celle qui se trouve à l'union des deux courbes primitives, c'est-à-dire habituellement la

douzième dorsale ou la première lombaire. Une figure ferait immédiatement comprendre ce mouvement, mais il me semble qu'il suffit
de l'énoncer avec quelques explications.

Nous avons supposé un véritable arc de cercle au moment de la
rupture, il n'en est pas, bien entendu, tout à fait ainsi. Il s'agit
plutôt d'une portion de polygone, et encore n'est-il pas absolument
régulier. Les vertèbres supérieures et les vertèbres inférieures sont trop
étroitement liées ensemble, pour se prêter aux mouvements partiels
limités que la flexion exigerait d'elles ; elles ont, il est vrai, beaucoup
moins de chemin à parcourir, que les autres, — aussi la mobilité naturelle des dernières dorsales et des premières lombaires, est-elle surtout
mise en jeu. La laxité des ligaments aidant, tout l'effort se trouve porté
sur la partie mobile, et bientôt la séparation s'effectue. En résumé, la
fracture se produit sur une vertèbre *donnée*, parce que cette vertèbre
est dans une situation *spéciale*, au point d'*accordement* des deux courbes
de la colonne, et qu'elle jouit d'une *mobilité* plus considérable que
les autres.

Il existe encore une région du rachis où la flexion est très-marquée,
elle réside entre la quatrième lombaire et le sacrum. C'est surtout l'articulation de la quatrième et de la cinquième lombaire, qui est le siége
du mouvement. Cependant les deux dernières vertèbres sont rarement
fracturées ; tant il est vrai que la mobilité des pièces de la colonne
n'explique pas seule les lésions qui nous occupent. Il est nécessaire de
tenir compte de leur position relative.

Jusqu'à présent nous avons supposé que la flexion s'exécute directement en avant, mais il arrive quelquefois, dans le fait, qu'à la flexion
plus ou moins directe s'ajoute une certaine *torsion* du rachis au point
mobile. De là résultent des variétés dans la *direction* du trait de la fracture, et parfois une *luxation unilatérale* au lieu d'une *luxation double*, etc.

Ce qui vient d'être dit sur les ruptures par *flexion en avant* pourrait
à peu de chose près être répété pour les ruptures par *flexion en arrière*.
Le mécanisme de production ne diffère guère, seulement ses phases
se passent en sens inverses. — Ici c'est la courbure lombaire qui est
exagérée ; c'est la courbure dorsale qui tend à se redresser, et puis à se
placer dans le prolongement de la première. Mais cette tendance n'est

vraie que pour les vertèbres inférieures de la section dorsale pour les cinq ou six dernières; les supérieures restant à peu près immobiles pendant que les autres éprouvent un mouvement d'extension dans leurs articulations.

Lorsqu'on cherche à effectuer une fracture par ce mode d'action, les apophyses se rapprochent l'une de l'autre, les corps vertébraux s'éloignent en avant, les disques sont aplatis en arrière et tiraillés antérieurement : entre les apophyses articulaires s'établit un contact plus intime, et bientôt les ligaments ne pouvant plus se distendre, le corps de la vertèbre se sépare d'avant en arrière en deux fragments. Parfois encore les éminences osseuses, épineuses ou articulaires, trop fortement pressées les unes contre les autres se brisent aussi.

D'après ce qui vient d'être dit, la *flexion* ou l'*extension exagérée* du rachis détermine des solutions de continuité par *arrachement.*

Tel est le *mécanisme* des fractures par flexion simple en avant ou en arrière. Il est facile à concevoir, car il est exactement représenté par une expérience vulgaire : la rupture d'une tige que l'on cherche à ployer, en rapprochant énergiquement ses deux bouts, qu'elle soit appuyée ou non par un point de sa longueur sur un corps résistant. Il embrasse beaucoup de solutions de continuité produites par une *chute sur le dos,* ou par le *choc du tronc contre un obstacle* quelconque. Il comprend *toutes celles* qui sont déterminées par la *pression brusque d'un fardeau qui tombe sur la partie supérieure du tronc déjà fléchie,* pendant que sa partie inférieure est *arc-boutée* contre un plan solide. Mais il est encore d'*autres sortes* de fractures pour lesquelles la flexion joue un rôle prépondérant. Je veux parler de celles qui résultent de *chutes* d'un lieu élevé sur *les pieds* ou sur *les fesses.*

Jusqu'ici nous n'avons parlé que des solutions de continuité par *arrachement;* nous sommes sur leur limite extrême et nous touchons aux fractures par *écrasement,* lorsque nous entrons dans l'étude du *mécanisme des ruptures rachidiennes,* suite d'une chute sur l'extrémité inférieure. Les vertèbres peuvent, en effet, se briser alors par *l'un ou l'autre mécanisme,* ou même par *l'un et l'autre à la fois.* Nous allons chercher à les séparer dans les cas relativement simples; leur combinaison sera ensuite facile à comprendre.

Qu'arrive-t-il dans la chute sur les pieds? Le corps entraîné par une

3

résultante verticale centripète égale à MV^2, la masse multipliée par le carré de la vitesse — atteint violemment le sol sur ses extrémités inférieures que sa résistance arrête brusquement. Or, cette résistance équivaut à une force verticale centrifuge identique avec la force de descente.

A ce moment, deux choses peuvent se passer. Il existe préalablement, ou il se produit un certain degré de flexion, et les muscles extenseurs du tronc sont dans le relâchement ; ou bien les muscles extenseurs du tronc synergiquement contractés maintiennent le tronc *droit* suivant la normale.

Dans le *premier cas*, la moitié supérieure de tronc emportée par la même attraction verticale MV^2, pendant que la moitié inférieure est immobile, tend toujours à descendre. Rien ne s'oppose plus à l'action de la pesanteur, car la force contraire parvenue au *lieu* de la flexion, se décompose suivant le parallélogramme des forces. La force centripète alors fléchit sans entrave, ploie la colonne dorso-lombaire, redresse la courbure lombaire, exagère la courbure dorsale et les confond en une seule. Bientôt le rachis se brise comme précédemment par le même mécanisme au point d'inflexion de l'S, dans la section la plus mobile, c'est encore un *arrachement*. La flexion se fait bien plus fréquemment en avant qu'en arrière, parce que le centre de gravité du corps est naturellement situé sur un plan antérieur à la tige vertébrale.

Dans le *second* cas, le tronc est dans une *extension forcée*, de façon que le centre de gravité soit rapproché le plus possible du rachis, et même dans l'axe de quelques-unes de ses parties. Les deux résultantes verticales opposées marchent en sens inverses, elles pressent les vertèbres par leurs faces horizontales les unes contre les autres, elles les tassent, si je puis m'exprimer ainsi ; et celles qui se trouvent placées dans la situation la plus défavorable sont écrasées. La vertèbre du point d'inflexion est la plus mal soutenue, aussi est-ce elle qui se rompt dans tous les cas, soit isolément, soit avec quelques-unes de ses voisines, car l'ébranlement n'est pas toujours amorti par l'*écrasement* d'un seul disque osseux.

Quand on concevra sans peine la distinction des deux mécanismes, on comprendra plus facilement encore leur combinaison. Il est évident d'ailleurs que si l'*arrachement prédomine*, il y a toujours eu en certains points, au moins une *tendance à l'écrasement*. Si *l'écrasement l'a emporté*, *l'arrachement n'a pas eu le temps de se produire*. En effet, ce dernier résulte de la flexion; or, la flexion se fait toujours à un moment ou à un autre. Mais si elle a lieu avant l'accomplissement de la fracture, elle la détermine; si elle a lieu après, elle n'agit que secondairement, et amène par conséquent des effets variables et accessoires.

CHAPITRE III.

ANATOMIE ET PHYSIOLOGIE PATHOLOGIQUES.

Les fractures indirectes du rachis sont *transversales*, *verticales* ou *obliques*; *simples* ou *comminutives*. Elles frappent un ou plusieurs os, c'est-à-dire qu'elles sont *uniques* ou *multiples*.

Les fractures *transversales* siégent bien rarement vers le milieu de la hauteur du corps vertébral. Celles qui occupent la région médiane sont plutôt obliques qu'horizontales. Ordinairement le trait de la solution de continuité sépare le disque osseux en deux parties très-inégales, de sorte que l'une d'elles est constituée par une lame plus ou moins mince attachée au ligament intervertébral voisin. Dans l'immense majorité des cas, c'est le fragment supérieur qui est le plus petit. On n'observe l'inverse que tout à fait exceptionnellement. On rencontre cependant, dans le Traité des maladies de la moelle d'Ollivier, « une » fracture transversale au-dessous des apophyses transverses (1) ». Le petit fragment peut souvent être considéré comme représentant l'*épiphyse* primitive, et alors il s'agit d'une *sorte de disjonction épiphysaire;* c'est en effet chez les sujets âgés de moins de trente ans que l'on trouve d'habitude cette espèce de fracture, à une époque où la soudure n'est pas encore complète. Je n'essayerai pas de poser ici de règles absolues, mais j'ai remarqué plusieurs fois cette coïncidence.

La lame osseuse est fréquemment moins épaisse au centre et en arrière qu'à sa circonférence. Il existe alors un rebord qui circonscrit une sorte de concavité dans laquelle est reçue la convexité du gros fragment.

(1) Ollivier, 3e édition, obs. XXII.

Les fractures *obliques* sont de beaucoup les plus communes. Ce sont celles de l'âge adulte, tandis que les transversales sont celles de l'adolescence.

En m'exprimant ainsi, je ne veux pas dire que jamais la première n'est observée chez les jeunes gens ; je commettrais là une erreur grave; car la direction oblique est de toutes les époques de la vie. Elle est pour ainsi dire dans le *génie de la rupture vertébrale* et on la retrouve encore dans quelques fractures par écrasement, à cause de l'action prépondérante de la flexion dans le mécanisme des solutions de continuité du rachis.

L'obliquité est toujours dirigée *de haut en bas et d'arrière en avant ;* son degré d'inclinaison varie depuis l'horizontale jusqu'à la verticale. Le fragment supéro-antérieur est beaucoup plus petit que le postéro-inférieur. Il a la forme d'un coin, partant de la face supérieure du disque osseux, au niveau du tronc vertébral ou un peu en avant de lui, il se termine vers le milieu ou à une hauteur variable de la face antérieure du corps. Il est bien entendu que les surfaces de section de la solution de continuité sont rarement planes ; elles sont de préférence la supérieure concave, l'inférieure convexe, de sorte que celle-ci est coiffée par celle-là, dans laquelle elle *pénètre* fréquemment.

D'après ce qui vient d'être dit, il est tout à fait exceptionnel que le trou vertébral fasse partie intégrante des deux fragments. Cependant, à un point de vue philosophique, il est à la rigueur permis de soutenir l'opinion contraire, et voici comment : Les ligaments jaunes, de même que les ligaments interépineux ne se rompent pas habituellement, mais ils arrachent la crête osseuse sur laquelle ils sont implantés. La fracture ne s'arrête donc pas seulement au corps, elle peut être considérée comme se propageant d'une certaine façon en arrière. Dans l'espèce de lésion osseuse dont il s'agit ici, d'ailleurs, la solution de continuité des deux segments de la colonne ébauchée en avant et en arrière, si je puis m'exprimer ainsi, est complétée par le déplacement qui se produit entre les surfaces contiguës des apophyses articulaires.

Cette disposition n'a rien qui soit spécial au genre le plus commun de ces fractures, — les fractures obliques. Dans les solutions de continuité transversales, on les rencontre de la même manière. Lorsqu'elle n'existe pas, c'est-à-dire lorsque les ligaments postérieurs ont conservé intactes leurs insertions, comme cela s'observe pour certaines ruptures par flexion en arrière, la solution de continuité n'est réellement pas complète, puisqu'elle ne parcourt pas toute la circonférence de la colonne.

C'est alors une vraie *fissure*. Quoi qu'il en soit, transversales ou obliques, ces fractures sont des fractures par arrachement. Les voilà dans leur plus grand état de simplicité anatomique.

Les fractures par écrasement sont bien fréquemment comminutives. Souvent on remarque une solution de continuité principale, généralement oblique et représentant la rupture primitive, et d'autres à directions diverses représentant des solutions de continuité consécutives. Pendant que l'un des fragments est resté entier, le second, la violence persistant à agir après ce premier effet, a été partagé en deux ou trois fragments secondaires. C'est là, à son degré le plus simple, la combinaison des deux espèces de fractures, résultant de la combinaison des deux mécanismes : l'arrachement, l'écrasement.

La vertèbre a été divisée d'abord en deux parties seulement, et l'une d'elles semble avoir été écrasée ensuite sous la pression de l'autre.— Il est facile de voir que la première, en pénétrant dans la seconde, l'a fait éclater. Lorsque le rachis étant plus ou moins fléchi au moment du choc, celui-ci porte particulièrement sur la moitié antérieure du corps, la vertèbre peut prendre en avant un aspect cunéiforme, en même temps que ses dimensions en largeur augmentent. Tous ces détails se constatent aisément, si l'on est appelé à examiner la pièce anatomique à une époque rapprochée de l'accident ; mais plus tard, quand la consolidation a eu lieu, on a plus de difficultés à les analyser, car il s'est établi dans l'intervalle, un travail de résorption qui a changé complètement l'apparence primitive de la partie lésée.

Bonnet de Lyon et Malgaigne ont, selon moi, attribué à l'écrasement beaucoup de ce qui appartient à l'arrachement et à la résorption. C'est ainsi qu'ils rapportent cette forme de coin mentionnée tout à l'heure, presque exclusivement à la flexion en avant du rachis. Il est bien évident que cette flexion amène un certain tassement de la partie antérieure du corps des vertèbres dorso-lombaires; mais les disques fibreux sont trop élastiques et trop souples, pour permettre au tissu osseux de s'écraser sous une pression qu'ils amortissent, car elle est relativement faible en général. L'arrachement s'effectue de la face postérieure à la face antérieure, avant qu'elle soit assez puissante, pour amener un semblable résultat. En effet, à mesure que le fragment supérieur, en se séparant de l'autre, bascule en avant autour d'un axe transversal, la force centrifuge se décompose.

Le corps vertébral, n'étant plus saisi entre deux pressions contraires, ne peut plus être brisé comminutivement. Je ne saurais donc admettre l'opinion de Bonnet, acceptée par les auteurs du *Compendium*, d'après laquelle les solutions de continuité par écrasement seraient le fait de la flexion en avant, tandis que les solutions par arrachement résulteraient d'une extension forcée. Nous nous sommes expliqué sur ce sujet en parlant du mécanisme.

Les fractures verticales sont des fractures par *écrasement*. — Elles se produisent en dehors de toute flexion de la colonne, lorsque la chute ayant lieu perpendiculairement sur les extrémités inférieures, les muscles du tronc se contractent pour le maintenir dans la rectitude. Le plan qu'elles occupent suivant la normale est variable de direction, et il n'est pas rare de les voir communiquer avec des solutions de continuité obliques ou même transversales. Il serait difficile, dans ces cas complexes, d'arriver à deviner le mécanisme intime de la lésion, si l'on n'avait pas pour se guider quelques données générales positives, basées sur des observations antérieures certaines, et à l'aide desquelles on est parvenu à énoncer des règles exactes. Ces fractures verticales sont du reste exceptionnelles.

Il est en effet plus fréquent d'observer des solutions de continuité plus ou moins obliques dans un sens ou dans l'autre, des fragments multiples d'un volume variable restés à leur place ou projetés en avant, sur les côtés, ou en arrière, même dans le canal rachidien. Les apophyses articulaires peuvent être broyées, déviées, retournées dans les trous de conjugaison où elles compriment les nerfs qui en sortent. Il est possible, en un mot, de trouver une foule de variétés. Mais ne l'oublions pas, ces variétés ne sont pas très-communes, et nous avons bien plus souvent qu'elles sous les yeux la classique fracture par arrachement qui divise la vertèbre en deux fragments superposés.

Quand il y a écrasement, il est rare qu'un seul disque soit atteint. La plupart du temps, autour de l'un d'eux qui a été le centre de la

violence et qui est brisé, les supérieurs et les inférieurs présentent des
fractures moins compliquées, des fissures, ou bien elles sont plus mobiles dans leurs articulations, par suite du relâchement de leurs ligaments, ou de l'arrachement de quelques portions osseuses. Elles sont
le siége d'une congestion très-vive qui se fait tout aussi bien remarquer
au centre de leur tissu spongieux qu'autour des organes occupant le
canal rachidien.

Tous ces désordres, en dehors du foyer même de la solution de continuité, sont moins marqués dans les fractures par arrachement. Mais
celles-ci, comme les autres, sont accompagnées fréquemment d'un
phénomène qui n'est point à vrai dire ordinairement une complication ;
car il arrête parfois les déplacements et assure une coaptation régulière ou irrégulière ; je veux dire la *pénétration* des fragments.

Pénétration. — On sait que son existence est habituelle dans la fracture de l'extrémité inférieure du radius et dans celle du col du fémur.
L'élément essentiel de sa production est la présence du tissu spongieux.
Cette pénétration tient également au mécanisme de la fracture qui est
souvent le même dans ces trois espèces de fractures. Aussi n'ai-je point
été étonné de la rencontrer dans les solutions de continuité du corps
vertébral. Qu'elle ait été déterminée au moment même de l'accident,
ou qu'elle soit le résultat de la position donnée au malade dans son
lit, toujours est-il qu'elle facilite le travail du cal en amenant une coaptation sûre. Sous son influence, les fragments étroitement en contact
exercent l'un sur l'autre une pression réciproque qui accélère la résorption, — de là l'aspect cunéiforme que nous offrent certaines vertèbres
parfaitement consolidées.

Disjonction des apophyses articulaires. — Cette pénétration est souvent maintenue en permanence, par un changement considérable dans
la disposition des apophyses articulaires. Ce changement n'est autre
chose qu'une véritable *luxation*, une séparation entière des apophyses
articulaires supérieures de la vertèbre fracturée et des apophyses inférieures de la vertèbre qui est au-dessus. Cette *disjonction*, qu'elle soit
définitive ou passagère, complète la solution de continuité de la
colonne. Sans elle, en effet, fréquemment la fracture ne consisterait
qu'en une fissure du corps qui parviendrait à peine au niveau du
canal rachidien. Aussi quand la luxation des arthrodies n'existe pas,

les apophyses empêchent-elles le déplacement suivant l'épaisseur. En effet, le fragment inférieur ne peut chevaucher en arrière, suivant la voie classique, arrêté qu'il est par les articulaires attenant à la vertèbre supérieure. Il est vrai que parfois ces apophyses, comme leurs correspondantes, sont brisées et alors toute entrave est levée ; la solution de continuité se rapproche davantage, en ce cas, des fractures des os longs.

Lorsqu'on examine les lésions peu de temps après leur production, il est facile de saisir les détails des déplacements arthrodiaux, et de les classer ; mais plus tard, les apophyses se déforment et se soudent dans leurs nouveaux rapports ; il faut une grande attention et une connaissance approfondie de la règle générale des déplacements, pour suivre leur filiation et même pour apprécier leur disposition exacte.

Nous avons déjà vu que la luxation peut être passagère, et qu'après avoir existé au moment de la flexion, elle disparaît par le fait de l'extension, ne laissant d'autres traces que la déchirure de quelques fibres qui servent de capsule aux jointures bilatérales. Elle n'est dans ce cas qu'un temps préparatoire de la solution de continuité et nous n'avons pas à en parler davantage.

Quant à la *luxation permanente*, on doit lui reconnaître deux degrés ou deux formes : 1° Les surfaces articulaires des apophyses de la vertèbre supérieure glissent de bas en haut sur celles de la vertèbre fracturée, sans les abandonner tout à fait, mais en cessant de leur être parallèles, en raison du mouvement de bascule exécuté par le fragment supérieur ; c'est une *luxation incomplète* ; 2° les apophyses correspondantes ne sont plus en contact que par leurs faces non articulaires ; la luxation est complète. — Les apophyses de la vertèbre supérieure ont passé en avant de celles de la vertèbre inférieure. Elles sont retenues à une certaine hauteur, plus ou moins appuyées sur l'extrémité libre de ces dernières, ou elles sont tombées dans le canal de conjugaison.

On comprend sans peine que la luxation complète se maintienne et même qu'elle soit fort difficile à réduire, mais on ne manquera pas de me demander par quel mécanisme se soutient la première. Sa persistance dépend d'abord de la rotation et de la pénétration des fragments, puis de leur configuration, et enfin de la position prise par le malade dans son lit, position qui tend à exagérer constamment la flexion. Plus tard elle résulte d'une véritable soudure entre les parties contiguës. Il ne s'établit point en effet de nouvelles articulations, mais les apophyses s'ankilosent dans leurs nouveaux rapports. Cependant, avant que ce travail soit accompli, les masses apophysaires sont le siége d'une résorption active qui s'exerce sur les points en contact. Il en résulte une sorte d'atrophie. On reconnaît encore certains détails qui mettent sur la voie de la lésion ; mais ce qui frappe le plus, c'est l'élargissement considérable des trous de conjugaison.

Nous avons supposé les deux articulations luxées ; — pour être tout à fait exact, il est nécessaire d'ajouter que l'une peut l'être complétement et l'autre incomplétement. On remarque alors une certaine torsion du fragment supérieur autour d'un axe longitudinal.

La luxation complète exige, pour se produire, un certain chevauchement ; par conséquent, elle n'a pas lieu sans une propulsion en avant imprimée à la moitié supérieure du tronc.

Lorsque la solution de continuité est déterminée par une flexion en arrière, on n'observe aucun déplacement permanent des arthrodies latérales, primitivement au moins. — En effet, les ligaments postérieurs sont généralement intacts. — Consécutivement, des mouvements désordonnés, une position vicieuse peuvent amener leur rupture et la disjonction des articulations. Mais il faut toujours, en dernière analyse, une flexion en avant.

Une remarque analogue s'applique aux fractures par écrasement. Quand l'écrasement a agi seul, les apophyses articulaires sont plutôt brisées que luxées. Quand l'arrachement a joué son rôle par le fait d'une flexion du tronc, le déplacement en question peut être observé.

En présence de la disposition anormale des apophyses articulaires que nous venons de décrire, on est amené quelquefois à se demander si l'on a affaire à une *fracture compliquée de luxation* ou à une *luxation compliquée de fracture*. La dénomination a varié à différentes époques, mais il est facile aujourd'hui de la définitivement établir. En effet, le professeur Richet atteste (1) qu'il ne connaît pas de luxation sans fracture de la colonne dorsale; c'est en 1851. Quatre ans plus tard (1855),

(1) Richet, Thèse de concours, 1851.

4

Malgaigne cite, il est vrai, deux cas de luxation simple emprunté à M. Melchiori. — Il s'agit de la sixième et de la dixième dorsales. — Mais la rareté même de ces faits comparée à la fréquence des fractures sans luxation et avec luxation, conduisent logiquement à considérer la disjonction des arthrodies comme complication de la fracture du rachis, d'autant plus qu'il existe bien réellement une solution de continuité de la colonne prise dans son ensemble. Le déplacement articulaire vient seulement la compléter. Suivant l'opinion de M. Richet, que j'adopte pleinement, je serais donc en droit d'offrir ses 7 cas de luxation comme 7 exemples de fracture avec luxation. Tel est le fait remarquable que M. Robert a publié (1) et qui est rapporté plus loin. Il est tout à fait semblable à plusieurs des miens.

Sans les observations de Melchiori, acceptées par Malgaigne, je pourrais encore aujourd'hui répéter avec Bonnet : qu'aux lombes et au dos il y a fracture toutes les fois qu'il se produit une lésion du rachis, à la suite d'un mouvement forcé, quelle qu'en soit la direction.

De tout ce qui précède, il suit que nous avons à distinguer :

1° Au point de vue *étiologique et physiologique :*

Des fractures vertébrales.
- a. Par flexion en avant. } Arrachement.
- b. Par flexion en arrière. }
- c. Par pression verticale. } Écrasement.

2° Au point de vue anatomique pur :

Des fractures.
- a'. Obliques.
- b'. Transversales. { A une hauteur quelconque, mais presque constamment près de la face supérieure de la vertèbre. Parfois à l'union de l'épiphyse supérieure et de la diaphyse, sorte de disjonction épiphysaire.
- c'. Verticales.

Les unes comme les autres sont simples ou compliquées de luxations arthrodiales.

(1) Robert *Union médicale*, 1847.

Après avoir étudié la lésion osseuse en elle-même, localement, reconnu la direction du trait de la solution de continuité du corps vertébral et son rapport avec la cause de la fracture, signalé l'arrachement des crêtes osseuses des lames et de l'apophyse épineuse par les ligaments, l'intégrité des autres parties dans certains cas, dans d'autres la luxation des arthrodies latérales, il me reste à déterminer, non-seulement les *déplacements* particuliers de la vertèbre brisée, mais les *attitudes* nouvelles qui en résultent pour le rachis et son aspect général. L'état des ligaments périphériques, celui du canal rachidien, des membranes de la moelle et de la moelle elle-même, doit aussi sérieusement fixer notre attention.

Une fracture quelconque de la colonne peut exister sans déplacement notable, quelle que soit d'ailleurs la direction de la solution de continuité et le nombre des fragments. Si des désordres considérables n'ont point frappé les centres nerveux ou d'autres viscères, si l'état général du malade, toujours ébranlé sans doute par une commotion violente, n'est pas trop profondément atteint, ou s'il se relève au bout de quelques jours, la consolidation se fera, et plus tard l'occasion se présentant d'examiner la pièce osseuse, on reconnaîtra que la formation du cal suit pour les vertèbres les mêmes lois que pour les autres os. Il se rencontrera pourtant certaines déformations, et, en particulier, la diminution de hauteur de la face antérieure du corps qui tiennent, en grande partie, à la position prise par le malade dans son lit.

Mais il peut exister des déviations considérables des fragments, et la guérison être encore possible. Nous avons insisté longuement sur le cas de diastasis ou de luxation des arthrodies latérales : alors, quel que soit le moment de l'examen direct, avant ou après la soudure, les apophyses transverses de la vertèbre fracturée sont très-saillantes, par le fait du refoulement du disque osseux en arrière.

Sur le vivant ou sur le cadavre, elles proéminent quelquefois assez sous la peau, pour donner le change, et faire croire à une apophyse épineuse déviée. J'ai vu commettre cette erreur, d'autant plus logique, en apparence, qu'une distance énorme sépare alors deux apophyses épineuses. D'autres fois on a regardé les deux saillies latérales comme constituées par les articulaires inférieures (Pingrenon, Robert, Malgaigne); mais bien à tort, car les apophyses transverses si développées en cette région lombo-dorsale, sont trop proches des articulaires pour ne pas les couvrir complétement. J'en ai fait la vérification. Les épineuses successives dont nous parlions tout à l'heure sont éloignées de 4, 5, 8 centimètres l'une de l'autre, et elles ont en même temps changé de direction. La supérieure surtout se rapproche plus ou moins de la ligne horizontale, en participant à un mouvement de rotation qui entraîne toute la vertèbre autour d'un axe transversal fictif. Les articulaires étant désunies, le fragment supérieur du corps s'incline en effet et chevauche en avant. Comme il est solidement attaché par le disque fibreux au segment de rachis qui est au-dessus, celui-ci tout entier suit le mouvement, et un angle obtus ouvert en avant s'établit définitivement, par le fait de la pénétration des fragments et d'un déplacement permanent. Le segment lombaire redresse sa courbure.

Cet angle rentrant antérieurement est saillant postérieurement. Dans le canal rachidien, il est constitué par le bord supérieur et postérieur du corps de la vertèbre fracturée qui fait partie du fragment inférieur. Il est tranchant, et son *contact* avec la moelle amène nécessairement la paralysie. Sa proéminence est en rapport direct avec le chevauchement des fragments et leur inclinaison. Il est bien souvent le seul agent de compression dans ces sortes de solution de continuité ; parfois, il s'en ajoute un autre constitué par le bord inférieur des lames de la vertèbre supérieure. Un point capital, en effet, et qu'on ne saurait trop mettre en relief dans les fractures vertébrales avec chevauchement est celui-ci : La compression sur le centre nerveux est exercée en avant par la vertèbre lésée, et en arrière par la vertèbre sus-jacente qui ne présente aucune lésion, mais qui emporte avec elle le petit fragment supérieur.

Au-dessus et au-dessous de la fracture, la moelle est contenue dans deux tubes qui ne sont exactement dans le prolongement l'un de l'autre, que s'il n'y a pas le plus léger déplacement dans aucun sens ; chose rare ! Deux déplacements principaux peuvent se produire, l'un suivant l'épaisseur ; il est antéro-postérieur ; l'autre suivant la longueur ; les deux segments de rachis s'inclinent, comme nous l'avons expliqué tout à l'heure. Ces deux sortes de déplacements se combinent souvent. Dans tous les cas, les deux cylindres rachidiens sont séparés l'un de l'autre et communiquent par un défilé siégeant au niveau même de la solution de continuité. Ce défilé, nous l'avons encore fait comprendre, est borné en avant par l'angle tranchant du fragment inférieur, en arrière par le bord non moins tranchant des lames de la vertèbre qui soutient le fragment supérieur. Si le chevauchement se fait horizontalement, pour peu qu'il soit étendu, le passage devient étroit, la moelle est étranglée ; car les deux agents de compression sont face à face, à savoir : la demi-circonférence antérieur du tube inférieur et la demi-circonférence postérieure du tube supérieur ; mais, comme cela se voit assez fréquemment, que les deux segments de colonne s'inclinent l'un sur l'autre en avant. Les deux agents de compression ne sont plus opposés. A mesure que la rotation s'effectue le défilé s'agrandit, et le centre nerveux y trouve un espace suffisant. Sans doute, il est obligé de suivre un trajet sinueux, il éprouve des tiraillements fâcheux, il a à redouter le contact de l'angle du corps vertébral, mais il n'est point étreint entre deux forces destructives. Il peut fuir devant la saillie antérieure, car vis-à-vis d'elle ne se rencontrent plus que des parties molles. Voilà pourquoi nous observons des fractures avec gibbosité effrayante, chevauchement considérable et luxation des arthrodies latérales qui se terminent par la guérison : j'entends guérison parfaite, — sans paralysie persistante.

Que l'on applique après cela le trépan sur cette gibbosité, entre ces deux épineuses, dans cette dépression où *pourrait être enfoncée* une troisième apophyse intermédiaire et où il n'y a que des tissus mous, puis derrière eux la moelle bridée ou non sur l'angle antérieur, et l'on connaîtra le prix de l'anatomie pathologique précise.

S'il y a seulement inclinaison des segments du rachis, sans chevauchement antéro-postérieur, il existe un degré de gravité de moins et nous n'avons rien à ajouter.

Le disque fibreux est habituellement intact entre la vertèbre supérieure et le fragment supérieur. S'il est, par aventure, déchiré, ce fragment peut subir des déplacements imprévus. Tous les ligaments postérieurs unissant la vertèbre fracturée avec celle qui est au-dessus sont arrachés de leur point d'insertion inférieure (ligaments jaunes, interépineux, surépineux). Le grand surtout antérieur est intact, si l'arrachement est le fait d'une flexion en avant, il est déchiré s'il est le résultat d'une flexion en arrière.

Quant au surtout postérieur, il est tantôt conservé, tantôt détruit.

Son état d'intégrité assez commun tient à ce qu'il occupe le voisinage de la ligne par laquelle passe l'axe transversal autour duquel les fragments accomplissent leur rotation, c'est-à-dire du lieu le moins mobile. Voilà la règle générale des déplacements; maintenant il est bien certain que, dans quelques cas particuliers, toutes les prévisions de la science peuvent être renversées, parce qu'il sera survenu des mouvements consécutifs spontanés de la part du malade ou imprimés par ceux mêmes qui lui portent secours. Aussi trouve-t-on exceptionnellement tous les ligaments déchirés à la fois. Dans cette hypothèse, on comprend quel champ libre existe pour les déplacements de toute espèce.

Nous avons supposé jusqu'à présent que la flexion en avant est prédominante, soit au moment de la production de la fracture, soit après. Il n'en est pas toujours ainsi. La rupture peut être déterminée par une flexion en arrière, et aucune flexion en avant ne survenir dans la suite. Alors le ligament antérieur seul est rompu avec les fibres cellulaires ou musculaires qui tapissent la face antérieure du rachis, les piliers du diaphragme, etc. On ne rencontre pas de chevauchement, mais il n'y a point affrontement des fragments. Ils ne sont pas déplacés suivant leur épaisseur, mais suivant leur longueur et leur direction. Plus ou moins en contact en arrière, ils ne se touchent pas en avant; *le foyer bâille largement*. La colonne dans son ensemble forme un angle, mais il est ouvert postérieurement et saillant antérieurement. Les apophyses articulaires ne sont pas luxées.

OBSERVATION III. — *Extension forcée du rachis, fracture de la première lombaire.* — *Paraplégie de la sensibilité et de la motilité.* — *Paralysie de la vessie.* — *Troubles des urines.* — *Mort après vingt jours.* — *Pas de coaptation.* — *Déplacement suivant la longueur, compression et tiraillement de la moelle.*

Jumeau, charretier, trente-trois ans, entré le 26 octobre 1861 à l'hôpital Lariboisière, salle Saint-Honoré n° 25, pour une fracture du rachis. Le 26 octobre, il était en train d'enduire d'un corps gras l'essieu de son tombereau, lorsque la chèvre qui soutenait celui-ci d'un côté, à la place de la roue, momentanément enlevée, vint à se renverser. Jumeau avait le corps à demi engagé sous la charrette, il fut violemment atteint à la région postérieure du tronc par une arête tranchante. Il nous fut apporté, peu après cet accident, dans le service de M. Voillemier.

27 octobre. Il se plaint de souffrir beaucoup des reins. Les membres supérieurs ont conservé leur motilité, mais les inférieurs sont absolument immobiles et paralysés. Ils sont parfaitement insensibles dans toutes leurs parties, sauf vers la région intérieure des cuisses. L'abdomen et la face postérieure du tronc ont gardé l'intégrité de leur sensibilité.

L'anesthésie frappe le scrotum, la peau de la verge et le gland ; la miction est impossible, et quand la sonde parcourt l'urèthre, le malade s'aperçoit à peine de son passage. L'urine est en petite quantité.

À la réunion du dos et des lombes existe une tuméfaction assez considérable des parties molles. Jumeau est placé dans la position horizontale sans oreiller.

29 octobre. L'urine retirée hier de la vessie est devenue trouble. Elle ne contient ni sucre, ni albumine.

1er novembre. La sensibilité est revenue à la région postérieure de la cuisse.

2 novembre. L'urine d'hier ne s'est pas troublée, elle est encore limpide.

4 novembre. Il existe un dépôt abondant au fond du vase où est renfermée l'urine, dépôt épais et filant comme un mucilage concentré de gomme. La tuméfaction lombo-dorsale a disparu. Pas de déformation notable.

6 novembre. Envies fréquentes d'uriner; soif, inappétence absolue, nausées.

7 novembre. Le dépôt des urines devient plus considérable; du pus se mêle, manifestement au mucus, fièvre.

8 novembre. Le malade se plaint d'un point de côté; vomissements.

10 novembre. Frisson vers quatre heures du soir.

Jumeau maigrit et prend une teinte jaunâtre, il offre divers symptômes d'infection purulente, et il meurt le 15 novembre.

Autopsie. — Je me borne à rapporter ce qui a directement trait à la solution de continuité rachidienne. Le corps de la première lombaire est fracturé transversalement à la réunion du quart supérieur avec les trois quarts inférieurs. Les deux fragments sont assez rapprochés en arrière au niveau du bord antérieur du canal, mais ils sont éloignés en avant de plus de 1 centimètre. Les deux lèvres de la solution de continuité forment donc entre elles un angle aigu ouvert antérieurement. Il en résulte que le rachis nous offre un angle obtus ouvert en arrière et saillant en avant, et que la courbure lombaire, loin d'être effacée, paraît exagérée. Quelques fibres celluleuses et musculaires vont d'un fragment à l'autre, et le péritoine est déchiré sur la face latérale gauche de la colonne. Un peu en dehors existe, dans la cavité péritonéale même, un petit foyer d'abcès large comme une pièce de 5 francs. Tous les ligaments postérieurs sont intacts, il en est de même des diverses apophyses. Le canal rachidien a gardé son calibre, et la moelle semble tout à fait saine; mais, par suite du déplacement angulaire des fragments, elle est tendue au niveau de la fracture et tangente en arrière aux lames vertébrales. Il y a contact et tiraillement. En mettant un billot sous les épaules du sujet, il se produit une flexion dans le foyer et la coaptation est exacte.

Dans les fractures par extension forcée, avons-nous dit, les apophyses articulaires ne sont pas luxées, et elles sont rarement brisées. Quant aux apophyses épineuses et aux lames, nous sommes obligé de faire, à leur sujet, quelques réserves. Un certain nombre des ruptures que nous examinons en ce moment s'effectuent après un choc direct sur la face postérieure du rachis ou après une extension forcée sur un corps angulaire. Elles constituent le type des fractures directes de Boyer et autres auteurs. On trouve parfois une ou plusieurs apophyses épineuses, une ou plusieurs lames brisées. Ici l'action immédiate est évidente sur les unes et les autres, mais il n'est pas douteux que la flexion exercée, au lieu d'élection, par le poids du corps agissant aux deux extrémités du levier, ne soit la cause déterminante de la solution de continuité du corps vertébral. Cette proposition est si vraie qu'il n'est pas rare de voir alors des apophyses épineuses, n'appartenant point à la vertèbre dont le corps est rompu, réduites en fragments, pendant que celle de la vertèbre fracturée est intacte. Mon ancien collègue, M. Nicaise, a présenté en novembre 1865 à la Société anatomique une pièce provenant du service de M. Gosselin où cette disposition est observée.

Quoi qu'il en soit, constatons ce fait. Dans certaines fractures indirectes du rachis, les lames et les apophyses épineuses peuvent être séparées du reste de l'os.

Les solutions de continuité par écrasement présentent, comme nous l'avons déjà établi, les plus grandes variétés ; c'est au point de vue anatomique le désordre substitué à la régularité. Elles forment le type des fractures comminutives multiples. Elles comprennent des fractures verticales dans le sens antéro-postérieur, transversal ou autre, des fractures horizontales et obliques du corps vertébral ; les fragments peuvent être nombreux, se rattacher les uns aux autres et rester en contact ou bien être séparés à la manière de corps étrangers, être poussés en avant, sur les côtés ou dans l'intérieur même du canal rachidien. Les apophyses transverses, articulaires, épineuses, les lames sont parfois brisées aussi.

Nous sommes tenu, pour être complet, de signaler ces variétés exceptionnelles en définitive ; mais afin d'être exact, nous devons répéter ce que nous avons établi précédemment. La flexion en avant entrant pour une grande part dans le mécanisme de beaucoup de fractures de vertèbre, il en résulte que la partie postérieure de l'os (lames et apophyses épineuses) est très-souvent intacte.

Complications. — Après avoir longuement étudié l'anatomie pathologique de la solution de continuité, il me reste à dire quelques mots des complications habituelles des fractures du rachis.

La colonne dorso-lombaire est parcourue par un canal contenant la moelle et les méninges, le liquide céphalo-rachidien et des veines nombreuses. Elle est en rapport par ses faces antérieures et latérales avec des cavités viscérales importantes, la poitrine et l'abdomen dont elle n'est séparée que par quelques ligaments fibreux et musculaires et par deux membranes séreuses.

Des connexités du rachis intus et extra dépendent les complications.

Ainsi, dans un cas de rupture de la première lombaire par flexion en arrière, j'ai vu le péritoine déchiré et le foyer de la fracture communiquant avec la cavité abdominale. Un petit abcès s'était formé dans la séreuse, sur la partie latérale de la colonne. Il y avait un écartement de 1 centimètre entre les fragments à leur partie antérieure. Aucune trace de travail de consolidation n'apparaissait encore au bout de quinze jours. Il ne pouvait en être autrement en présence d'une semblable disposition des os.

Joseph Hutchison (1) a publié l'observation d'une fracture de la neuvième et dixième dorsales dans laquelle il note la communication du foyer avec la plèvre gauche. La trépanation ayant été pratiquée, bientôt la séreuse fut remplie de pus.

Ces exemples ne sont pas rares, il est bon d'en tenir compte.

Le rachis est entouré de veines, il en renferme beaucoup à l'intérieur du canal. Elles se déchirent en plus ou moins grand nombre lors de la production des fractures. L'hémorrhagie partie des vaisseaux externes se répand dans les tissus qui enveloppent l'épine; de là, cette tuméfaction considérable que l'on rencontre au commencement de la région lombaire.

Celle qui naît des veines internes coule dans le canal rachidien en quantité variable, baigne les méninges et pénètre quelquefois par une déchirure de ces dernières jusqu'à la moelle elle-même ou seulement jusqu'à son enveloppe immédiate. Une hématorachis est constituée. Son abondance varie comme son étendue. Tantôt elle occupe presque tout le canal, tantôt elle se circonscrit aux abords de la solution de continuité. Parfois une partie de l'épanchement s'échappe par l'espace que laisse entre elles la vertèbre fracturée et celle qui est au-dessus, lorsque la disjonction est complète, et s'infiltre dans le tissu cellulaire extérieur, où il va se mêler avec celui qui vient des veines péri-rachidiennes. Quand elle surgit, cette circonstance est fort heureuse, car l'hématorachis est un puissant agent de compression.

(1) Hutchison, *American medical Times.* 1861.

5

Ce ne sont pas seulement les veines qui fournissent du sang, les surfaces fracturées elles-mêmes en déversent une notable quantité.

Ce sang reste à l'état liquide ou se coagule; dans l'un et l'autre cas, il peut presser la moelle et amener quelquefois la paralysie. Dans un fait fort remarquable publié en 1865 par le docteur Robert M. Donnel (1), ce chirurgien rencontra un petit caillot isolé qui comprimait l'axe nerveux à sa face antérieure. Le liquide céphalo-rachidien remplissant tout à fait les vides du canal vertébral, il n'est pas nécessaire que beaucoup de sang soit épanché, quoi qu'on en ait dit, pour que le centre médullaire soit gêné dans l'exercice de ses fonctions. Nous avons vu qu'il est parfois en quantité assez considérable pour causer la mort par compression. La résorption se fait en général rapidement.

Les méninges sont assez souvent à peu près saines. Cependant il est de règle que l'on trouve la face antérieure, comme la face postérieure de la pie-mère, parcourue par des vaisseaux arborescents et gorgés de sang, dans les environs du foyer de la rupture osseuse. La congestion est d'autant plus forte qu'on se rapproche davantage de cette dernière. Elle diminue à partir de ce point central, pour aller se perdre en mourant à quelque distance en haut et en bas. Elle est connexe d'un engorgement sanguin très-marqué des veines rachidiennes et du tissu spongieux non-seulement de la vertèbre lésée, mais de celles qui sont au-dessus et de celles qui sont au-dessous.

Cette hypérémie est pour ainsi dire normale dans les cas les moins compliqués de fracture dorso-lombaire ; mais elle peut être considérée comme le premier degré d'une inflammation circonscrite ou diffuse qui ne se développe pas nécessairement. Même lorsqu'elle doit être modérée, elle s'accroît pendant les huit ou dix premiers jours, pour s'amender ensuite. C'est elle qui détermine dans les membres inférieurs divers troubles de sentiment et de mouvement que nous décrirons plus loin. Douleurs fulgurantes, hyperesthésie, fourmillements, engourdissements, soubresauts des tendons. Ces symptômes doivent lui être attribués, car, en plusieurs circonstances semblables, l'examen microscopique de la moelle ne nous a pas permis d'y rien découvrir d'anormal. Il va sans dire que nous ne nions pas la possibilité ni même la probabi-

_____

(1) M. Donnel, *Dublin Journal of science medical*. 1865.

lité d'une hypérémie superficielle de l'axe nerveux qui aurait disparu *post mortem*. La substance grise est aussi assez souvent le siége d'une stase sanguine variable.

Ce travail congestif ne se borne pas, en dehors de la moelle, à la pie-mère et aux corps vertébraux, il atteint quelquefois l'arachnoïde et la dure-mère.

C'est surtout lorsqu'il existe une saillie osseuse sur laquelle la moelle vient s'appliquer, que la dure-mère change d'aspect au niveau de l'angle formé par la vertèbre brisée, elle s'épaissit, se recouvre de lymphe plastique qui s'organise, devient adhérente à l'arachnoïde, et par l'intermédiaire de celle-ci à la pie-mère; elle parvient ainsi à former à la moelle une sorte de coussinet protecteur et à amortir son contact avec l'agent de compression. L'arête saillante de la vertèbre finit par s'arrondir elle-même, sa résorption étant accélérée par le frottement de la membrane fibreuse et un travail analogue à celui qui a saisi la membrane elle-même. Ce travail peut d'un autre côté se communiquer à la moelle et participer dans une certaine mesure à la production des phénomènes nerveux qui se passent dans les membres inférieurs et que nous signalions, il n'y a qu'un instant.

Nous venons de supposer les méninges indemnes de toute lésion immédiate, nous avons dit également qu'elles étaient parfois déchirées; inutile d'insister sur les variétés que revêtent leurs solutions de continuité.

La dure-mère possède une assez grande résistance; aussi de son intégrité ne résulte nullement celle de son contenu. Alors qu'elle est entière, la moelle peut être dilacérée, rompue, réduite en bouillie.

Ces lésions excessives sont observées parfois, quel que soit d'ailleurs l'état des membranes; il importe de remarquer qu'elles sont relativement assez rares, mais elles ne sont pas toujours faciles à prévoir pendant la vie du malade.

Survenues au moment même de l'accident et circonscrites au lieu de la fracture, elles se compliquent souvent les jours suivants d'une inflammation des membranes et de la substance nerveuse qui s'étend au loin.

Tantôt l'altération primitive est le résultat d'une attrition directe exercée par les fragments; tantôt elle existe en l'absence de déplacements permanents. Le tiraillement exercé sur la moelle dans le sens de sa longueur, entre toujours comme élément important dans sa production. Mais la simple *élongation*, par le fait de la flexion forcée du rachis, ne peut guère amener que la dilacération et la rupture partielle de quelques tubes nerveux et de quelques vaisseaux. Pour s'effectuer, une section complète de l'axe spinal exige qu'à la flexion se joigne un chevauchement étendu. Fortement appliquée alors sur un angle tranchant, la moelle se divise peu à peu. Il s'agit sans doute d'une véritable compression, cependant je fais une distinction entre cette variété et celle qui est déterminée par le refoulement direct des fragments, attendu que la première forme s'établit plus lentement et qu'elle est observée lors même que le canal rachidien est loin d'être oblitéré. J'ajouterai que l'état des membranes, leur résistance ou leur relâchement, en immobilisant la moelle ou en lui permettant de fuir, facilite les lésions ou les lui fait éviter.

Le tiraillement a fréquemment lieu d'autant plus aisément, au niveau du foyer de la fracture, que le centre nerveux est fixé de distance en distance par les ligaments de la pie-mère, et qu'alors l'élongation, étant bornée à un espace très-restreint, atteint bien vite les limites de l'élasticité de la moelle. La dilacération des cellules ou des tubes nerveux est l'origine d'un travail pathologique progressif qui va de la substance blanche à la grise ou *vice versâ*, et qui détermine ces ramollissements blancs ou rouges que l'on rencontre en face de la fracture. Ils y restent circonscrits ou gagnent bientôt en étendue.

Nous avons décrit tout à l'heure la congestion presque inévitable des méninges rachidiennes, et nous avons avancé qu'elle est parfois le premier degré d'une inflammation véritable. On voit alors la pie-mère recouverte d'arborisations serrées, rutilante et humide; la dure-mère prenant une teinte vineuse et contenant un liquide roussâtre, du pus diffluent ou en grumeaux, des fausses membranes.

Quant à la moelle, elle est seulement hypérémiée à sa surface ou dans sa substance grise elle-même. Mais lorsque les méninges offrent des lésions graves, sa consistance diminue d'abord à la superficie, et bientôt dans toute son épaisseur. Elle se réduit aux environs de la fracture en une pulpe rougeâtre. — Ramollissement rouge. Elle peut également se transformer plus lentement en une bouillie blanchâtre, tantôt sur un espace étroit, tantôt dans presque toute sa longueur. Quand une affection aussi sérieuse du centre nerveux éclate, la mort est rapide. Si elle se limite, elle conduit moins vite à la même terminaison. C'est ainsi qu'à des époques plus ou moins distantes de l'accident qui a amené la solution de continuité, on rencontre des lésions fort différentes qui ont bien pu avoir une origine identique. En revanche donc aussi, des processus pathologiques divers conduisent quelquefois à la même altération anatomique définitive, qu'ils aient débuté par les méninges ou par le centre nerveux.

Si le ramollissement ne frappe la moelle qu'à sa superficie dans une courte longueur, la guérison est encore possible rigoureusement, mais elle est souvent alors incomplète, et quand l'occasion se présente de faire l'examen anatomique, on trouve au niveau de la fracture une sorte d'étranglement de la moelle. Elle est réduite à de très-petites dimensions, tandis que ses membranes sont, au contraire, épaissies. Elle renferme néanmoins, au point observé, des éléments, des cellules et des tubes nerveux; mais un certain nombre sont déformés et le tissu conjonctif y est beaucoup plus abondant qu'à l'état normal.

Toutes les altérations anatomiques dont il a été jusqu'ici question tiennent de près ou de loin à la fracture elle-même; elles siégent toutes dans son voisinage. Il en existe souvent d'autres qui, sans lui être aussi intimement liées, sont nées sous le coup de la même cause, un violent ébranlement du corps tout entier. Nous n'entrerons pas dans les détails des lésions qui peuvent frapper les différents organes et surtout les viscères de l'abdomen, nous ferons seulement remarquer ici, d'une manière générale, que c'est toujours le système vasculaire qui est le plus profondément atteint. Les gros vaisseaux résistent d'ordinaire, mais les capillaires se déchirent çà et là, et le sang s'extravase en petite quantité sur des points divers. Aussi, quand on procède à l'autopsie très-peu de temps après l'accident qui a amené la mort du malade, n'est-il pas très-rare de rencontrer les vaisseaux presque vides et le sang en grande partie détruit. Il va sans dire que nous n'attribuons pas cette vacuité aux seules extravasations capillaires, mais aussi pour une forte part à la secousse énorme subie par l'axe encéphalo-rachidien, secousse qui tend à anéantir l'innervation, et, par conséquent, les fonctions hématosiques des viscères. Ces lésions des systèmes nerveux et circulatoire constituent l'état anatomique de ce que l'on a appelé la commotion de la moelle, dont il nous est permis de fournir un frappant exemple.

Outre la commotion qu'elle établit clairement, cette observation confirme pleinement plusieurs autres particularités dont il a été question dans le cours de ce travail.

OBSERVATION IV. — *Chute d'un troisième étage sur les pieds. — Extension, renversement du tronc en arrière. — Perte momentanée de la connaissance. — Commotion de la moelle. — Résolution des quatre membres, alors même que l'intelligence est revenue. — Semi-anesthésie, absence du pouls et des bruits du cœur, respiration faible. — Amélioration progressive et rapide de ces divers symptômes. — Fracture des deux jambes inférieurement. — Fracture du sternum. — Fracture dorso-lombaire. — Mort après trois jours. — Autopsie. — Les viscères sont exsangues, les vaisseaux vides. — Fractures obliques de la première lombaire et de la douzième dorsale. — Tassement. — Congestion des méninges et du corps des dixième, onzième, douzième vertèbres dorsales, des première, deuxième et troisième lombaire. — Mobilité exagérée des articulations des onzième et douzième dorsales et douzième dorsale et première lombaire première et deuxième lombaire. — Dimensions normales du canal rachidien. — Moelle intacte. — Substance grise plus foncée.*

Belzacq Clémence, domestique, vingt-trois ans, entrée le 7 décembre 1864 à l'hôpital des Cliniques ; elle est placée au n° 26 de la salle des femmes. Déjà depuis quelques jours elle avait des étourdissements, lorsque ce matin vers huit heures, elle monte sur l'appui d'une des fenêtres du troisième étage de la maison située au n° 1 de la rue Vavin et au n° 48 de la rue de l'Ouest pour nettoyer les carreaux de la croisée. Les volets ne sont qu'entr'ouverts, laissant passer tout juste la quantité de lumière nécessaire pour qu'elle puisse exécuter son travail. Pendant qu'elle s'y livre, elle est prise, comme elle le raconte quelques heures plus tard, d'un nouvel étourdissement, et elle est précipitée dans la rue. Les divers détails de la chute m'ont été expliqués par un étudiant en médecine qui demeurait en face de la maison n° 1 et qui avait les yeux tournés vers elle au moment même de l'accident. Tout à coup, au-dessous du bord inférieur des volets qui s'écartent immédiatement, il voit apparaître deux pieds, puis un corps de femme qui en un instant arrive perpendiculairement sur le trottoir. Les extrémités inférieures portent les premières, et le tronc se renverse en arrière de façon que les fesses et le dos touchent le sol ensuite. La malheureuse victime reste inanimée, la face tournée vers le ciel. On la relève, elle est évanouie, M. E. Littré, son maître, la conduit lui-même à l'hôpital des Cliniques.

On l'apporte dans la salle des femmes, à neuf heures, au moment où M. Nélaton y passe pour aller faire sa leçon ; elle est pâle, exsangue, glacée sans pouls, presque sans vie. Les battements du cœur sont lents et à peine perceptibles. Rien ne démontre mieux que ces accidents de commotion l'action de la moelle sur le cœur, on entend deux ou trois bruits faibles, puis interruption. La respiration est rare et superficielle. La sensibilité est obtuse, la motilité n'est pas abolie, elle est engourdie dans les membres supérieurs comme dans les membres inférieurs. Il est bien entendu qu'il n'y a pas, dans les uns ni dans les autres, de mouvements de totalité, mais seulement de bien légers déplacements, des contractions partielles. Elle a sa connaissance, elle parle très bas sans doute, elle a une volonté. Elle accepte ou refuse ce qu'on lui offre. Ce n'est donc pas une commotion cérébrale, mais une commotion générale, un ébranlement nerveux énorme, un anéantissement de la circulation.

Les deux jambes sont fracturées immédiatement au-dessus de l'articulation tibio-tarsienne, c'est un véritable broiement.

Belzacq profère une plainte unique : Les reins, les reins! cette plainte est caractéristique en présence d'une chute sur les pieds. La main introduite dans la région lombo-dorsale ne découvre aucune déformation. On réchauffe la malade, on la frictionne, on lui donne des excitants.

À trois heures du soir, le pouls commence à se dessiner comme un fil, frémissement plutôt que battement.

À huit heures du soir il est misérable mais sensible, on ne peut le méconnaître. Les bruits du cœur ont repris un peu de force, ils sont obscurcis par une respiration rapide et bruyante. La pauvre patiente se plaint en effet d'étouffer et d'avoir des envies de vomir.

Elle peut remuer ses bras et ses jambes, ces dernières exécutent un mouvement de rotation sur leur axe. J'explore le rachis, je ne trouve rien d'apparent; cependant on diagnostique une fracture dorso-lombaire. Cathétérisme, à peine un verre d'urine dans la vessie, pas de sécrétions, soif inextinguible, elle demande de l'eau froide.

On la place dans l'appareil Bonnet.

8 décembre. Le pouls est revenu, il est mou et bat 120 fois par minute. Respiration difficile, gênée par une douleur sternale. Solution de continuité du sternum à la réunion de la poignée et de la partie moyenne, vomissements. La malade se remue beaucoup, elle ne peut rester tranquille. Elle a rêvassé hier soir et ce matin, mais elle répond bien aux questions, quand on fixe son attention.

9 décembre. Elle a été momentanément relevée par la chaleur et les excitants, mais aujourd'hui elle est dans l'affaissement. Les vomissements ont augmenté; la physionomie est altérée, le teint est plombé, les lèvres livides, pouls petit et fréquent, à 160. Battements du cœur faibles avec quelques interruptions. Douleur dans la région sternale, respiration haletante brusquement arrêtée par cette douleur comparée à un pincement. L'air manque.

La jambe gauche est fracturée comminutivement; l'articulation tibio-tarsienne est ouverte, issue des fragments, cependant le pied n'est pas encore gangrené. De l'autre côté, comme de celui-ci, il y aurait lieu de pratiquer l'amputation, mais on ne peut y songer, en présence d'un état général tel que celui que nous avons sous les yeux.

10 décembre. Elle meurt à dix heures du matin.

11 décembre. Autopsie vingt-deux heures après la mort.

Cette femme, qui était d'une taille élevée, 1m,65 centimètres, avait un embonpoint énorme pour ses vingt-trois ans, aussi trouvons-nous une quantité considérable de graisse dans le tissu cellulaire sous-cutané.

Les poumons sont sains et ne contiennent que peu de sang. Le cœur est pâle et son ventricule est recouvert d'une couche de tissu adipeux. Cependant ses parois sont assez fortes et assez fermes. Dans la cavité ventriculaire gauche et dans l'aorte dont la face interne est parsemée de petites taches jaunâtres, existe un long caillot d'une couleur qui se rapproche de celle de la fibre musculaire. Après la section des gros vaisseaux de la racine des poumons pour l'enlèvement de ces organes, il s'écoule à peine un demi-verre de sang dans le thorax. Le foie, qui a 21 centimètres sur 21, et qui pèse 1460 grammes, est d'une coloration chair pâle. La rate est ferme et petite, elle a 9 centimètres sur 5. Les reins sont décolorés, jaunes presque gras; ils ont 12 centimètres sur 5. Il y a un peu de pus dans le bassinet droit; ces trois glandes, foie, rate reins, sont presque exsangues.

Une ecchymose commence à apparaître à l'occiput, dans la région lombaire et en avant du sternum. Autour du rectum, il en existe une très-noire.

Les parties molles enlevées, on trouve le sternum brisé en deux points à la réunion de sa partie moyenne avec les deux autres.

Colonne vertébrale. — Le ligament surépineux est interrompu entre les apophyses épineuses des douzième dorsale et première lombaire. Le grand surtout ligamenteux antérieur est déchiré en avant de la première lombaire; mais il reste encore des fibres musculaires et celluleuses parfaitement intactes. Au-dessous de celles-ci qui sont soulevées comme un pont, on aperçoit une disjonction à passer une forte lame de couteau entre deux parties du corps de la première lombaire. Les autres liens articulaires sont conservés.

Les corps vertébraux sciés longitudinalement sont humides de sang et d'autant plus qu'ils avoisinent davantage les fractures; ceux des dixième, onzième, douzième dorsales, des première, deuxième et troisième lombaires. Leur coupe est rouge brun et les cellules du tissu spongieux sont remplies de sang. Le canal rachidien en contient un peu, il en est de même de la dure-mère qui en renferme dans sa cavité, mais il est en trop petite quantité pour exercer une compression quelconque. L'arachnoïde est rosé et sans épaississement notable. La surface de la moelle, vu l'état de congestion de la pie-mère est parcourue de vaisseaux plus nombreux et plus gros qu'à l'état normal. L'enveloppe immédiate du centre nerveux est injectée et sur la face postérieure se voient des capillaires sinueux arborisés. Sur sa face postérieure, on rencontre la veine longitudinale fort volumineuse au niveau des fractures et distendue par le sang, tandis que plus haut, à quelques pouces, elle a conservé son calibre et son aspect habituel. La moelle est humide, mais ferme et sans altération appréciable. La substance grise centrale présente une coloration un peu plus foncée qu'à l'ordinaire. Les différents nerfs rachidiens coupés à une courte distance de leurs points d'émergence et examinés avec soin au microscope n'offrent rien à noter. Disons de suite, pour en finir avec les centres nerveux, que le cerveau est ferme sans congestion, et plutôt anémique. Les membranes sont saines.

La moelle enlevée, les ligaments disséqués, on reconnaît deux fractures vertébrales. L'une siège sur la première lombaire; oblique de haut en bas et d'arrière en avant, elle commence dans le canal à l'angle supérieur du corps vertébral et décrit une courbe à concavité inférieure pour se terminer sur la face antérieure, à la réunion du quart supérieur avec les trois quarts inférieurs. L'autre occupe la douzième dorsale. Née du milieu de la face supérieure du corps, elle en sépare seulement un petit fragment uniforme pris tout en entier sur la lame épiphysaire. Outre ces deux fractures, les corps des mêmes vertèbres ont éprouvé un certain tassement, de sorte que leurs angles postérieurs sont quelque peu refoulés vers le canal sans avoir subi aucune nouvelle solution de continuité. Ce canal a d'ailleurs presque ses dimensions normales et la moelle ne peut subir aucune compression. Je ne trouve à signaler aucune disposition particulière, aucun changement dans les diverses apophyses, si ce n'est pourtant une mobilité sensible entre les apophyses articulaires de la onzième et douzième dorsales, de la douzième dorsale et première lombaire, et même de la première et deuxième lombaire. Je dirai plus, outre celles-ci, les deux qui leur sont supérieures et celle qui leur est immédiatement inférieure ont également perdu de leur solidité dans leurs articulations. Nous avons vu que leur tissu spongieux est le siège d'une congestion manifeste.

La violence dont la première lombaire a été le centre ne s'est pas exercée sur cette vertèbre seule, elle ne s'est pas amortie en la brisant; elle a eu sur ses voisines un retentissement dont l'énergie pour chaque corps rachidien a été en raison inverse de la distance qui le séparait du centre d'action. Elle s'est perdue en mourant en haut et en bas. Il en est toujours ainsi, nous l'avons vu, dans les fractures par écrasement.

Le fait que nous venons d'avoir sous les yeux est un des plus remarquables exemples de commotion de la moelle que l'on puisse rencontrer; l'ébranlement de tout l'organisme est poussé à ses dernières limites. Il touche à l'anéantissement de l'existence. Cependant combien de temps l'abolition absolue des fonctions sensitives et motrices persiste-t-elle? quelques heures. Comparons-le avec les prétendues commotions localisées d'Ollivier, nous en saisirons instantanément la différence, et nous parviendrons à restituer aux mots leur sens accoutumé.

Cette observation si complète dont les diverses phases se sont déroulées avec assez de rapidité pour nous permettre de juger anatomiquement de l'état général du sujet, peu après l'accident, cette observation dis-je, met en relief un point de pratique que j'ai cru devoir signaler, à savoir : la vacuité presque complète du système vasculaire, l'anémie des viscères, et, par contre, la congestion des os, de la moelle et des tissus voisins circonscrits dans un espace étroit au niveau même de la fracture.

Nous avons supposé précédemment que cette hypérémie dont le maximum paraît se manifester du dixième au quinzième jour, est la cause matérielle des symptômes de méningite et de myélite légères que nous avons signalés à la même époque. Il reste à nous demander s'il y a toujours continuité entre l'hypérémie des premiers moments et celle qui est observée plus tard. N'arrive-t-il pas fréquemment que c'est l'irritation même produite entre les fragments par le travail physiologique du cal qui se transmet par voisinage et par communication vasculaire aux tissus membraneux environnant la moelle. Je n'en doute pas, quant à moi, et j'établis une distinction nette entre ces deux sortes de fluxion sanguine, sans méconnaître leur liaison probable en certaines circonstances ; quoi qu'il en soit, la congestion de la vertèbre fracturée fournit les matériaux de la soudure osseuse, en activant la sécrétion de la lymphe plastique.

Cette question du cal a été parfaitement étudiée par M. le professeur Denonvilliers. Il a remarqué que, ordinairement, la consolidation se fait directement entre les deux fragments, et que le trait de la solution de continuité est à peine indiqué, en certains points, par une ligne peu apparente. Quelquefois le cal est périphérique; cette forme ne s'observe guère que dans les fractures comminutives. Des stalactites plus ou moins nombreuses entourent alors le corps des vertèbres.

Si le trait de la solution de continuité est souvent mal indiqué, il est au contraire bien facile de reconnaître à première vue une vertèbre qui a été brisée, à une époque quelconque. Il s'établit en effet toujours entre les fragments pressés l'un contre l'autre une résorption déjà mentionnée qui en change complétement la configuration. Dans les ruptures simples, obliques ou transversales, le disque osseux revêt fréquemment un aspect cunéiforme qui tient en partie au déplacement antéro-postérieur, en partie à la résorption. Quand la fracture est comminutive, plusieurs fragments peuvent disparaître et le corps des vertèbres arriver à des dimensions extrêmement petites.

Je ne saurais mieux faire, pour fournir un spécimen habituel de consolidation de fracture rachidienne, que de citer l'observation suivante dont la première partie m'a été communiquée par mon collègue et ami Damaschino, alors interne du professeur Velpeau.

OBSERVATION V. — *Flexion forcée du rachis en avant. — Paraplégie complète de la motilité et de la sensibilité. — Rétention d'urine et incontinence de matières fécales, puis constipation, cystite. — Escharres au sacrum et aux malléoles. — Douleurs dorso-lombaires au bout de plus d'un mois. — Amélioration passagère. — Miction et défécation volontaires. — Aggravation. — Mort au bout de trois mois. — Autopsie. — Écartement des onzième et douzième épineuses dorsales. — Configuration angulaire du rachis. — Aspect cunéiforme et déplacement en arrière de la douzième dorsale, luxation des articulaires. — Rétrécissement du canal rachidien. — Ramollissement et résorption de la moelle. — Cystite. — Tubercules au sommet des deux poumons.*

Baz François, quarante et un ans, entre le 20 février 1863 à l'hôpital de la Charité dans le service de M. Velpeau.

Baz est un homme de taille moyenne, fort et bien constitué. Il est commissionnaire à la Halle et habitué à porter de lourds fardeaux. Le 19 février, descendant à la cave une énorme charge (150 kilog.) qu'il portait sur son dos, l'un de ses pieds glissa et il tomba sous le faix. Il ne perdit pas connaissance, mais quand on vint à son secours, il lui fut impossible de se relever. Il n'avait plus l'usage de ses jambes. Transporté à la Charité, il fut placé, salle Sainte-Vierge, n° 32.

24 février. Les membres inférieurs sont complétement paralysés du sentiment et du mouvement. L'anesthésie s'arrête au pli inguinal de chaque côté ; à ce niveau, le malade accuse des douleurs assez vives, surtout à gauche. Depuis le moment de l'accident, la vessie ne s'est pas vidée ; elle remonte actuellement à trois travers de doigt au-dessus du pubis.

Évacuations alvines involontaires.

Le rachis, examiné avec soin, n'offre pas de déformation appréciable. La pression exercée sur les apophyses épineuses ne réveille aucune douleur notable le long de la colonne, si ce n'est en un point vers la fin de la région dorsale. L'intelligence est présente. Le malade rend parfaitement compte de ce qui lui est arrivé, et affirme n'avoir pas perdu connaissance. L'état général est d'ailleurs très-bon ; appétit conservé, pas de réaction fébrile.

Baz est placé dans le décubitus dorsal avec un coussin peu épais sous les lombes. Cathétérisme trois fois par jour.

28 février. Même état. Les douleurs inguinales ont diminué d'intensité. Les urines obtenues par la sonde sont rougeâtres, troubles, et suivies d'un liquide épais, verdâtre, manifestement purulent.

Injection d'eau fraîche après chaque cathétérisme.

5 mars. La perte du sentiment et du mouvement persiste. Aux selles involontaires a succédé une constipation opiniâtre qui ne cède qu'à des purgatifs et à des lavements répétés. Les urines ont le même aspect, douleurs vives à la région hypogastrique augmentées par la pression. Elles ne se continuent pas dans le reste du ventre. Insomnie et inappétence.

Potion calmante.

14 mars. Pas de modification bien notable. Amaigrissement peu sensible.

20 mars. L'émaciation a fait des progrès marqués. Anorexie et insomnie. Douleurs suspubiennes plus fortes. Les urines, qui étaient devenues claires, sont troubles, comme avant l'emploi des injections, et elles prennent une odeur ammoniacale. Eschares au sacrum et aux malléoles externes. OEdème des membres inférieurs et du scrotum.

28 mars. Amélioration de l'état général. Le malade passe les nuits plus calmes. Il recommence à manger un peu. Les douleurs abdominales sont moins vives ; mais d'autres sont survenues dans la région dorso-lombaire.

31 mars. L'amélioration continue. Baz paraît reprendre quelque force ; cependant l'eschare de la région sacrée fait des progrès ; l'œdème est stationnaire.

8 avril. Le malade va beaucoup mieux. L'eschare s'est arrêtée et l'infiltration du tissu cellulaire diminue. Hier, miction et défécation volontaires ; depuis quelques jours déjà, l'urine contient à peine du pus. La sensibilité cutanée revient ; l'anesthésie est actuellement limitée aux genoux. État général assez satisfaisant.

15 avril. A l'émission volontaire des urines a succédé la rétention et quelquefois l'incontinence. Douleurs hypogastriques et dorso-lombaires. Les deux membres inférieurs sont insensibles. Les eschares qui tendaient à se cicatriser, reprennent leur marche envahissante.

25 avril. L'amaigrissement progresse. Toux répétée ; expectoration de crachats verdâtres déchiquetés ; matité aux sommets des poumons. Quelques râles muqueux aux mêmes points. Selles involontaires liquides et très-abondantes.

18 mai. A partir de cette époque, Baz s'affaiblit chaque jour davantage ; il est épuisé par une diarrhée colliquative que rien ne peut arrêter, et il s'éteint lentement, le 18 mai, à deux heures du matin.

Telle est l'observation qui m'a été remise par M. Damaschino.

Mon excellent collègue eut l'amabilité de m'inviter à prendre part à l'autopsie, qui eut lieu le 19 mai, à huit heures du matin.

Voici maintenant ce que nous voyons ensemble.

Le cadavre est amaigri ; les membres inférieurs sont œdématiés, le ventre ballonné modérément. Une vaste eschare commence au coccyx, s'élargit au niveau du sacrum, et s'étend jusqu'à la dernière lombaire. De cette dernière à la huitième dorsale, la peau est amincie, dure et racornie, adhérente aux apophyses épineuses ; tellement que, quand il s'est agi de la détacher de ces os pour en enlever une portion de rachis, cela fut impossible ; il fallut emporter tout en même temps.

La onzième et la douzième épineuses dorsales présentent un écartement plus considérable que a distance qui sépare les autres apophyses.

J'ouvre d'abord le thorax.

Le cœur est sain.

Les poumons présentent à leurs sommets cinq ou six noyaux tuberculeux indurés. Le gauche est adhérent à la plèvre dans toute son étendue. Il n'y a plus d'épanchement pleurétique.

Le foie ainsi que la rate ont toutes les apparences de l'état normal.

Les reins, au contraire, sont congestionnés. La vessie a ses parois épaissies, ses colonnes saillantes et sa muqueuse rouge et ramollie.

Considéré en avant, le rachis offre, au niveau de la douzième vertèbre dorsale, un angle obtus, de 140° environ ouvert antérieurement. En arrière, le même angle se reproduit sur la ligne épineuse ; mais il est moins frappant. Cet angle dépend de la configuration de la douzième dorsale, qui a pris l'aspect d'un coin dont le tranchant est dirigé en avant. Il existe également une légère inclinaison à gauche des deux segments de colonne. Elle présente encore un certain degré de torsion, de sorte que la portion de rachis supérieure à la fracture se dévie quelque peu à gauche, tandis que la portion inférieure lombaire se dévie à droite.

A quoi tiennent ces dispositions diverses? à la déformation de la douzième dorsale. D'une manière générale, la face antérieure de son corps n'a que 1 centimètre de hauteur, pendant que la postérieure en a trois. Sa face latérale gauche en avant des trous de conjugaison mesure 3 centimètres un quart, et la droite 3 centimètres et demi.

Les sommets des apophyses épineuses des onzième et douzième dorsales sont trois fois plus éloignés l'un de l'autre que la onzième de la dixième, et la douzième de la première lombaire. Elles sont aussi beaucoup plus proéminentes que leurs voisines. Les transverses de la douzième dorsale sont très-saillantes sous la peau, aussi saillantes qu'une épineuse à l'état normal. La distance qui la sépare des transverses de la onzième est double de celle qui sépare les onzièmes des dixièmes et les douzièmes du dos des premières des lombes (3 centim. à gauche et 3 cent. et demi à droite, au lieu de 1 centim. et demi, intervalle ordinaire).

Les arthrodies latérales constituées entre les articulaires des onzièmes et douzièmes vertèbres dorsales sont bien réduites dans leurs dimensions. L'apophyse gauche de la douzième existe à peine et sa surface articulée avec celle de la onzième de presque verticale a subi une déviation oblique en bas et en arrière qui se rapproche de l'horizontale. A droite, la disposition est bien plus remarquable ; les apophyses ne se touchent plus par leurs surfaces articulaires, mais par leurs surfaces libres, de sorte que c'est l'inférieure de la onzième qui est en avant de la supérieure de la douzième, et la supérieure de la douzième qui est en arrière de l'inférieure de la onzième. Il y a donc luxation complète du côté droit. Les lames, au lieu d'être imbriquées, laissent entre elles un certain intervalle qui permet d'apercevoir la dure-mère. Leurs ligaments jaunes sont rompus, ainsi que l'interépineux et le surépineux.

Le *surtout ligamenteux* antérieur est, au contraire, conservé, et quand le canal est ouvert en arrière par la section des lames, nous voyons que le *surtout postérieur* est aussi à peu près intact. Il est seulement décollé, au-dessus de la fracture, de la face postérieure du corps de la onzième dorsale.

Les lames enlevées, on voit la saillie prévue du fragment inférieur ; elle n'a pas moins de 1 centimètre et demi, mesurée de l'angle supérieur et postérieur à la face postérieure de la vertèbre qui est au-dessus. L'espace vide, le défilé restant pour contenir la moelle n'a pas plus de 7 millimètres (le canal est spacieux chez ce sujet) dans son diamètre antéro-postérieur. La moelle est nécessairement étranglée, pressée en avant et en arrière.

Le chevauchement dont nous avons déjà donné une idée, en décrivant l'attitude des apophyses, se remarque presque aussi facilement en avant qu'en arrière, pour peu qu'on prête attention. La ligne de démarcation des deux fragments est très-visible sur le corps de la vertèbre. Elle est parallèle à sa face supérieure dans la plus grande partie de son étendue; cependant, en arrière, elle devient un peu oblique pour s'en rapprocher. Ce fragment est exactement, par sa face antérieure, sur le même plan vertical que les vertèbres supérieures. Il arrive également à l'affrontement avec la première lombaire, comme s'il constituait à lui seul un corps vertébral. La rainure qui le séparerait de la première lombaire serait seulement un peu plus large. Le fragment inférieur aigu en avant paraît repoussé en arrière, il est chassé vers le canal rachidien avec toutes les parties constituantes de la vertèbre; mais il reste attaché au segment inférieur du rachis et l'entraîne avec lui. Fort aigu en avant, il commence à 1 centimètre de la face antérieure de la colonne; il devient rapidement plus épais, et postérieurement sa hauteur atteint presque celle des vertèbres voisines.

Il s'agit donc ici d'une fracture, légèrement oblique de haut en bas et d'arrière en avant, ayant séparé le cinquième supérieur du corps, des quatre cinquièmes inférieurs; suivant un trait qui commence sur la face postérieure à 1 millimètre de la face supérieure et se termine à la réunion des deux tiers inférieurs et du tiers supérieur de la face antérieure du corps. Sur la partie latérale droite du fragment supérieur se trouve une saillie anormale ressemblant à une sorte d'apophyse surajoutée : elle est le vestige d'un petit fragment latéral qui doit être rattaché au fragment supérieur.

Les méninges n'offrent pas d'altérations particulières dans les environs de la fracture. A son niveau, la dure-mère est épaissie, surtout en avant. La moelle est à peu près détruite au même point: au-dessus elle est ramollie, dans une étendue de plusieurs centimètres.

Qu'ajouter à cette description qui établit à elle seule l'*anatomie pathologique de la variété la plus commune* des ruptures dorso-lombaires. La consolidation est assez récente pour que tous les détails soient tranchés, et permettent de deviner l'état frais. Elle est assez avancée pour qu'on puisse juger de la formation du cal. On saisit sans peine l'obliquité de la solution de continuité, le refoulement du fragment inférieur, le changement dans la configuration des pièces osseuses dont la résorption est activée par la pression réciproque qu'elles exercent l'une sur l'autre, principalement en avant. On reconnaît une fracture par *arrachement*; mais il est facile de constater que le fragment supérieur a éclaté sous la pression de l'autre, qu'une petite portion s'est séparée à droite. Par conséquent, l'*écrasement* a aussi sa part dans la production de la fracture. Le mécanisme est donc corroboré aussi bien par l'anatomie pathologique que par le récit et les conditions de la chute. Une seule de ces sortes de preuves eût été suffisante.

La raison de la forme prise par la vertèbre lésée est donc parfaitement élucidée par cette pièce anatomique : elle dépend un peu de l'écrasement antérieur, mais bien peu, beaucoup du chevauchement des fragments et surtout de la résorption interfragmentaire.

CHAPITRE IV.

SYMPTOMATOLOGIE.

OBSERVATION VI. — *Chute d'un quatrième étage. — Flexion forcée du rachis en avant. — Perte de connaissance. — Douleurs de reins. — Paraplégie de la sensibilité et de la motilité, anesthésie des organes génitaux externes. — Constipation, rétention d'urine. — Dépôt de matières épaisses et filantes dans la vessie. — Symptômes bronchiques, suffocation. — Fièvre. — Douleurs dans la vessie et le canal de l'urèthre. — Incontinence d'urine passagère, puis miction volontaire. — Élancements dans les jambes, engourdissements. — La sensibilité revient, puis les mouvements volontaires. — La malade marche au bout de deux mois et quelques jours. — Guérison complète. — Il ne persiste que l'anesthésie vulvaire et clitoridienne. — Grossesse, éclampsie. — Mort un an après la guérison de la fracture du rachis. — Autopsie. — Fracture de la douzième dorsale bien consolidée. — La vertèbre a la forme d'un coin, chevauchement en arrière du fragment inférieur.*

Le 23 janvier, vers six heures du soir, entre à l'hôpital Lariboisière, une jeune fille de vingt-deux ans, Brouzés Désirée, qui vient d'être relevée dans la rue Saint-Étienne, où elle gisait par terre sans mouvement. Elle est en effet dans un coma profond. On rapporte qu'il y a environ une heure, sous l'influence d'un accès de jalousie et aussi des vapeurs alcooliques, elle s'est précipitée par une fenêtre du quatrième étage qu'elle habitait et est tombée en travers, la face antérieure du tronc en avant et en bas, sur le tonneau d'un porteur d'eau qui stationnait devant sa maison.

Désirée est placée dans la salle qui m'est confiée, Sainte-Jeanne, n° 14, service de M. Voillemier.

Le lendemain, 24 janvier, nous la voyons pour la première fois à la visite du matin. La connaissance est revenue à notre malade et elle peut nous donner les renseignements dont nous avons besoin et qui concordent avec ce qui a été raconté hier, à l'interne de garde, M. Servoin, par les témoins de l'accident. Elle se plaint d'une vive douleur de rein ; et il existe en effet à la fin de la région dorsale et au commencement de la région lombaire une tuméfaction considérable. Sur la ligne médiane, on sent une saillie qui semble formée par les apophyses épineuses des vertèbres. La concavité normale de la région est remplacée par une convexité à court rayon qui se sépare nettement de la courbure dorsale. Sur les côtés, un gonflement notable, résultant évidemment d'une infiltration sanguine gêne l'exploration. Les membres inférieurs ont conservé leur sensibilité et ne sont pas douloureux ; la malade peut les mouvoir latéralement dans son lit, ils ne présentent aucune trace de violence. Il n'y a pas d'urine dans la vessie (percussion), et cependant la miction n'a pas eu lieu depuis hier ; pas de fièvre. Chiendent. Bouillon. potage.

25 janvier. Décubitus dorsal, léger mouvement fébrile, pouls faible, peu d'urine dans la vessie ; on ne sonde pas.

26 janvier. Il y a accumulation d'urine évidente dans la vessie. Le cathétérisme est pratiqué, mais il ne s'écoule rien d'abord, les yeux de la sonde sont obstrués par une matière épaisse

ressemblant à du miel blanc. Une seconde tentative n'est pas plus heureuse tout d'abord, mais au bout de quelques instants sous la pression de l'hypogastre, il sort, avec peine, du pavillon de la sonde un demi-verre de la même matière blanchâtre, filante, comparable aussi à une solution de gomme extrêmement concentrée; à la suite, l'urine s'échappe abondamment, 1 litre environ.

Constipation depuis l'accident. Les membres inférieurs, qui, les deux premiers jours, étaient sensibles et mobiles dans une certaine mesure, sont aujourd'hui complétement paralysés du sentiment comme du mouvement. Lavement purgatif. Bouillons, potage.

Au soir : cathétérisme, liquide filant, épais, demi-litre d'urine, un peu de fièvre.

27 janvier. La tuméfaction des parties molles de la région lombaire a beaucoup diminué ; il est permis d'examiner plus facilement la colonne vertébrale. La courbure à convexité postérieure dont nous avons parlé, qui est surajoutée entre les régions dorsale et lombaire, est angulaire et comparable à celle du *mal de Pott*. Son sommet est constitué par l'apophyse épineuse de la onzième dorsale devenue très-proéminente. 8 centimètres plus bas se rencontre sur la même ligne, une autre épineuse un peu moins saillante. Entre les deux, bien plus près de la dernière que de la première, apparaît et se sent à la palpation, sur le côté droit, à 2 centimètres de la ligne médiane, un nouveau tubercule osseux qui semble être une apophyse épineuse déviée de 30° environ.

L'observation fut ainsi rédigée sur le moment même, et je tiens à lui conserver son originalité. La disposition des parties pouvait donner à penser à une déviation par rotation, c'était une hypothèse destinée à rendre exactement compte des choses. Mais ma première expérience cadavérique m'apprit bientôt que cette prétendue épineuse n'était qu'une apophyse transverse, et l'autopsie, un an plus tard, confirma cette nouvelle interprétation.

Au-dessus de ce tubercule, et en se rapprochant de la principale proéminente, la peau est facilement déprimée sans que l'on soit arrêté par une résistance solide.

Jusqu'à ce moment, Désirée est restée couchée sur le dos avec un oreiller sous la tête et les épaules. On fait placer une large planche sous son matelas, mais il est impossible de lui faire abandonner son oreiller.

Le lavement purgatif n'ayant produit aucun résultat, huile de ricin, 15 grammes, à prendre par la bouche. Une portion d'aliments, vin de Bordeaux.

28 janvier. Hier une selle abondante. Les envies d'uriner deviennent plus fréquentes : 3 cathétérismes dans les vingt-quatre heures. Un peu de sang se montre dans les urines, et quelques filaments membraneux sanguinolents qui obturent parfois la sonde. Le dépôt est moins abondant, il est composé de mucus, de pus et de cristaux ammoniaco-magnésiens.

La malade tousse un peu, elle mange une portion.

29. *Idem.*

30 janvier. Ce matin, vers cinq heures, elle est prise d'un accès de suffocation très-violent qui fait un instant, paraît-il, craindre pour sa vie. Une demi-heure après l'accès, je constate, par l'auscultation, du gargouillement au sommet du poumon gauche dans un espace assez étendu. Je conclus à l'existence d'une vaste caverne, d'autant plus que la malade a autrefois craché du sang. Mes collègues en médecine Beaumetz et Servoin l'auscultent après moi et déclarent qu'il existe bien manifestement une caverne très-vaste au sommet du poumon gauche. Pas d'expectoration, fièvre. Tisane de polygala, julep morphine. Bouillon.

31 janvier. Il n'y a pas eu de nouvel accès de suffocation, mais la respiration est toujours gênée ; l'expectoration commence à devenir facile. A chaque cathétérisme, je trouve moins d'urine dans la vessie, car les secousses de toux en font écouler une partie involontairement. Elle dépose toujours.

Les membres inférieurs sont insensibles et immobiles. Le canal de l'urèthre, le vagin, la vulve, le clitoris sont dans la plus complète anesthésie. Polygala, bouillon, potages.

1er février. Amélioration, une portion.

2 février. Même état, côtelette.

3 février. Encore de la fièvre.

4 février. Pendant le cathétérisme, la malade ressent un peu de douleur dans l'urèthre et dans la vessie. Il n'y reste pas d'urine d'ailleurs, elle s'échappe à chaque quinte ; le lit est constamment souillé, on applique un petit appareil pour le garantir.

Constipation. Huile de ricin, 15 grammes.

5 et 6 février. L'incontinence d'urine continue, cathétérisme inutile.

12 février. La fièvre, qui avait presque complétement cessé, reprend aujourd'hui. Il survient des douleurs dans le ventre et dans les membres inférieurs : picotements, élancements, crampes.

15 février. Soubresauts des tendons dans les jambes. Incontinence à chaque quinte.

18 février. Sous l'influence d'une épidémie d'érysipèle et d'angine qui règne dans la salle, Désirée est affectée d'amygdalite et de pharyngite avec engorgements ganglionnaires considérables autour de la mâchoire.

25 février. Tous ces petits accidents se sont dissipés. L'appétit et le sommeil reviennent. Une portion, vin.

3 mars. Les douleurs, les picotements et les crampes des membres inférieurs ont disparu. Il existe encore de l'engourdissement. La sensibilité est en partie revenue partout, sauf à la région vulvaire. La malade peut remuer ses jambes dans son lit, sans les soulever encore ; elle urine quand elle veut, seulement la vessie est encore paresseuse.

15 mars. Elle va à la selle maintenant sans lavement ni purgatif. Il n'y a plus d'incontinence. La toux a tout à fait cessé. Les signes stéthoscopiques d'excavation pulmonaire que nous avions constatés antérieurement, au sommet du poumon gauche en avant, se sont évanouis. Le murmure vésiculaire y est pur et sans mélange de bruits anormaux.

18 mars. La malade reprend ses forces : elle se tient assise sur son lit et demande à essayer ses jambes.

30 mars. On lui permet de se lever. Elle se promène dans la salle appuyée sur le bras d'une de ses camarades, elle se tient assez droite. Il existe toujours à la partie postérieure et inférieure de la colonne dorsale la saillie angulaire que nous avons signalée.

Le 28 avril 1861, Désirée part pour le Vésinet.

Je la retrouve dans le courant du mois de février 1862. Elle est enceinte de huit mois, et elle demande à aller faire ses couches à l'hôpital. Elle marche très-bien, comme tout le monde. Elle me raconte qu'elle a pu remonter sur le théâtre et qu'elle y chante tous les jours. C'est en effet sa profession ; cependant elle a remarqué que, sous le coup d'une vive émotion, ses jambes sont agitées d'un léger tremblement. Quand elle a peur, ainsi par exemple en traversant une rue, si elle craint d'être atteinte par une voiture, elle ne peut plus avancer d'un pas sûr. Elle est devenue *grosse* (c'est la première fois) peu après avoir quitté le Vésinet. Cependant ainsi qu'aujourd'hui, la sensibilité générale des organes sexuels était anéantie, les sensations spéciales étaient nulles, et les désirs éteints. Elle a assez bien supporté sa grossesse jusqu'à présent, mais elle se trouve très-fatiguée et ses jambes sont œdématiées. Quinze jours après cette rencontre, je fais entrer Désirée à l'hôpital Lariboisière, dans les salles de M. Duplay, où elle est accouchée à huit mois et demi par mon collègue et ami Danthon. La parturition a lieu très-facilement, mais la malade est prise d'éclampsie et transportée dans le service de M. Moissonet. Elle y meurt.

Tout le monde sachant à Lariboisière que Désirée avait été atteinte de fracture de la colonne vertébrale, chacun veut examiner le mode de consolidation, aussi M. Reliquet, interne du service où elle a succombé, qui l'a, du reste, connue l'année précédente, fait-il l'autopsie avec soin. La colonne est fléchie en avant sous un angle dont le sommet est formé par la douzième dorsale qui a la figure d'un coin. Les dimensions antérieures de cette dernière sont très-réduites, tandis que les dimensions postérieures du corps vertébral sont les mêmes. La fracture est oblique de haut en bas et d'arrière en avant. Le fragment inférieur est et a surtout été bien plus considérable que le supérieur. Mais si sa hauteur n'a pas sensiblement changé en arrière, elle a beaucoup diminué en avant. Le fragment supérieur a, au contraire, bien conservé ses diamètres, il chevauche en avant sur l'inférieur qui fait saillie postérieurement, dans le canal vertébral. Cependant, disons de suite que le calibre de ce dernier est resté *suffisant*. La distance qui sépare les apophyses épineuses de la vertèbre fracturée et de celle qui est au-dessus est double de l'espace qui sépare les apophyses voisines entre elles. Il en est presque ainsi pour les transverses.

Je n'ai pas pu mettre une précision mathématique dans la description de cette pièce intéressante, je ne l'ai pas vu moi-même, et les témoins oculaires qui l'ont examinée et m'ont communiqué leurs notes, n'ont pas recherché les moindres détails, n'ayant pas le même intérêt que moi à mesurer et comparer.

Voilà un type complet de fracture de la colonne dorso-lombaire. A elle seule cette observation vaut une description : rien n'y manque, c'est un tableau saisissant de la variété la plus commune de celle à laquelle se rattachent les autres.

Comme les fractures de la colonne dorso-lombaire se produisent généralement à la suite d'une chute d'un lieu élevé ou d'un choc violent, il est ordinaire que les blessés perdent connaissance immédiatement, et qu'ils ne puissent rendre compte de la manière dont ils ont touché le sol ou reçu le coup qui les a frappés. On les apporte quelquefois à l'hôpital, dans un état de coma profond, d'insensibilité absolue, de résolution complète des membres. Au premier abord on croirait avoir affaire à une lésion de l'encéphale; il est vrai qu'alors cette perte des sens, du sentiment, du mouvement, de l'intelligence tient, sans aucun doute, à une affection passagère des centres nerveux, à un ébranlement énorme qui ne les a pas plus épargnés que les autres organes. Pourtant si cet anéantissement momentané des fonctions de relation est habituel, la règle comporte des exceptions nombreuses, comme l'attestent mes cinquième et huitième observations (Buz et Aline Muller). Celles-ci sont appuyées par la dixième du Mémoire de Louis, et la vingt-quatrième d'Ollivier, d'Angers. Dans la première, on voit un homme de quarante ans tomber d'un arbre et rester debout, quoique sa douzième dorsale

7

fût fracturée ; dans la seconde est relatée l'histoire d'un maçon (Fouché) qui, « après sa chute, put se tenir debout pendant quelques instants » soutenu par le bras d'un assistant » : cependant sa onzième dorsale était rompue.

Dès que le blessé a recouvré ses sens, un des premiers phénomènes qui éveillent d'ordinaire l'attention de l'observateur, c'est une douleur locale plus ou moins aiguë.

La *douleur locale* m'a paru presque constante. Je n'ai pas vu un seul malade atteint de fracture dorso-lombaire qui ne se *plaignît des reins*. Cette plainte spéciale, de la part d'un individu qui est tombé d'un lieu élevé sur les pieds, ou d'une façon inconnue, doit tout d'abord être prise en sérieuse considération. Les auteurs n'ont pas, ce me semble, accordé à ce symptôme l'importance qu'il mérite ; de plus, ils l'ont détourné de son sens naturel. En effet, de sa présence on a conclu à l'existence de solutions de continuité de cause directe. On la rapportait à la contusion des parties molles. Remarquons que la douleur spontanée est plus forte que la douleur provoquée par la pression. Comment en serait-il autrement ? La fracture siége en avant sur le corps vertébral ; or, celui-ci n'est pas atteint par la main. Une seule exception est admissible pour le cas rare, où les apophyses et les lames seraient détachées.

Que l'on juge de la valeur de ce signe par l'observation suivante, qui peut être rapprochée à ce point de vue de l'observation IV.

OBSERVATION VII. — *Chute d'un premier étage sur les fesses.* — *Paraplégie, incontinence d'urine par regorgement, puis bientôt, miction volontaire. Urines épaisses et boueuses.* — *Constipation.* — *Ecchymoses autour de l'anus et à la fesse gauche.* — *Coccyx luxé.* — *Gonflement à la région lombaire.* — *Saillie de la onzième et de la douzième dorsales et des apophyses transverses de la douzième. Disparition de la paraplégie au bout de quinze jours. Guérison complète.*

La nommée Jamot, quarante-huit ans, ayant eu six enfants, entre à la Pitié, le 14 janvier 1863, dans le service de M. Bernutz, comme atteinte de maladie nerveuse.

Le 13 janvier 1863, à la suite d'un délire peut-être de nature hystérique, croyant qu'on entraine son mari en prison, elle se précipite par la fenêtre d'un premier étage et tombe sur les fessès. Relevée immédiatement presque inanimée, elle est remise dans son lit. Un médecin appelé ne constate aucune lésion importante. Cependant la malade crie *les reins, les reins !* Mais comme le délire continue, on la conduit à la Pitié dans le service médical de M. Bernutz.

16 janvier : M. Bernutz et son interne, M. Négrié, ne tardent pas à s'apercevoir que les

jambes sont paralysées, quant à la motilité du moins, mais la sensibilité est intacte. La malade n'urine pas, pendant les premiers jours.

17 janvier. L'urine est sortie par regorgement pendant la nuit.

Il en est de même le lendemain, mais les jours suivants elle vide complétement sa vessie et la sécrétion reprend son abondance normale. On remarque alors que l'urine est colorée, épaisse, et que par le repos elle laisse déposer une grande quantité de matière blanc-sale ressemblant à du gluten. Pendant le même temps la défécation ne peut avoir lieu sans lavement. Ecchymose étendue autour de l'anus et à la fesse gauche.

On reconnaît que le coccyx est luxé, et à la région lombaire il existe un certain gonflement. A la place de la courbure à concavité postérieure de la région lombaire se rencontre une sorte de courbure saillante en arrière, et une proéminence assez marquée de plusieurs apophyses épineuses, en particulier de celle de la onzième dorsale, celle-ci vide séparée de la douzième par un intervalle double de ce qu'il est normalement. Entre les deux, sur les côtés, à 2 centimètres de la ligne médiane, il est facile de sentir, en pressant avec le bout du doigt, une saillie osseuse formée par les apophyses transverses, de la douzième dorsale. Cette déformation, indice d'une fracture du douzième corps vertébral n'avait pas été remarquée les premiers jours, et la malade avait été couchée, comme toujours à l'hôpital, avec deux oreillers sous sa tête et ses épaules, de sorte que le poids du corps, venant justement presser au point faible et refouler le segment supérieur en avant, pouvait bien avoir consécutivement accru la difformité.

30 janvier. Le mouvement revient dans les membres inférieurs, du moins la malade les remue dans son lit. La vessie et le rectum fonctionnent bien, l'appétit est bon.

5 février. Les règles sont survenues.

6 mars. Après cinquante-trois jours de repos, la malade se lève et peut marcher. Elle est, il est vrai, très-faible sur ses jambes, elle les meut avec lenteur mais facilement, et elle n'y éprouve aucun tremblement ni soubresaut.

18 mars. Il s'est fait un peu de progrès dans la marche depuis le 6 mars. La déformation est telle que nous l'avons trouvée la première fois. Elle restera telle. Lorsque la malade est habillée, c'est à peine si l'on s'aperçoit de la saillie lombaire.

Quelques jours après sa sortie de la Pitié, je vais la voir, chez elle, avec mon excellent ami et collègue G. Négrié. Je la trouve en très-bon état, et elle descend devant nous, sans la moindre difficulté, un escalier assez raide.

Si le médecin qui fut appelé auprès de cette femme immédiatement après son accident et qui l'envoya à l'hôpital eût connu la signification relative des douleurs de reins, à la suite d'une chute d'un lieu élevé sur les fesses, il ne l'eût pas fait transporter, sans précautions particulières, comme une malade ordinaire ou comme une aliénée.

Paraplégie. — La connaissance revenue, si elle avait été perdue, la résolution des membres disparue, si elle avait existé ; ou, de prime abord, quand l'intelligence est restée entière, le phénomène qui frappe le plus, et celui qui doit être recherché avant tous les autres, c'est la *paraplégie.* La paraplégie permet à l'observateur de mettre immédiatement hors de cause l'*encéphale,* et de fixer toute son atten-

tion sur la moelle. Il ne reste plus à rechercher que l'agent de production et le genre de la lésion médullaire. Nous démontrerons que dans
des conditions données, il ne peut guère être question que de la fracture vertébrale compliquée ou non de luxation. Supposons le fait établi.

La *hauteur* à laquelle remonte la paralysie, vers le tronc, indiqu e
exactement le siége du mal. Quand on l'a déterminée, on marche d'un
pas sûr à la découverte des déformations et des divers symptômes
locaux.

En effet, d'une manière générale, la paralysie occupe toutes les parties qui sont pourvues de nerfs par la portion de moelle située au-
dessous de la lésion. Or, on sait qu'après leur naissance, les nerfs parcourent un trajet, très-oblique dans le canal vertébral, avant de sortir
par les trous de conjugaison; par conséquent, l'affection osseuse est
toujours située à une certaine distance au-dessus du niveau supérieur
de la paralysie, dans une région qu'il est facile de désigner à coup sûr.
Pour les cas de fracture par contre-coup que nous étudions spécialement, nous supposons que les vertèbres atteintes sont ordinairement la
dernière dorsale ou la première lombaire, quelquefois la onzième dorsale, exceptionnellement la dixième dorsale ou la deuxième lombaire.

C'est le *renflement lombaire* de la moelle qui est en jeu. On observera
donc l'abolition des fonctions des plexus lombaires et sacrés, qui se
traduit par la perte du mouvement et du sentiment des membres inférieurs, de la vessie et de la dernière portion du rectum. L'anesthésie
occupe les téguments internes et externes des organes génitaux et de
l'anus, la peau des fesses, du périnée, des lombes. On rencontre bien
quelques légères variétés dépendant de la hauteur mathématique à
laquelle la moelle est comprimée, du degré et du sens de la compression ; ces variétés mêmes sont d'un grand secours pour préciser exacté-
ment le siége et, parfois, la nature de la lésion ; mais je m'abstiens
d'entrer dans une minutieuse exposition, car les progrès récents de la
physiologie les expliquent d'une façon si nette et si décisive, elles sont
décrites avec tant de soin dans plusieurs de nos traités de chirurgie,
que je croirais faire ici une répétition tout à fait inutile. Je préfère
m'étendre sur l'intensité de la paralysie et sur la distinction importante entre l'abolition de la motilité et celle de la sensibilité.

La paraplégie n'est pas *constante* dans les fractures du rachis. Je l'ai vu manquer un certain nombre de fois. Quand elle intervient, elle se déclare au moment même de l'accident ou se montre plus tard. Tantôt le blessé perd immédiatement l'usage de ses jambes ; il ne peut leur communiquer aucun mouvement. D'autres fois, la motilité n'est pas complétement abolie d'abord, et, cependant, il lui est impossible de marcher. Mais il n'en est pas toujours ainsi. La science renferme plusieurs faits qui prouvent que certains malades affectés de fracture vertébrale ont pu se tenir *debout* après l'accident et même faire *quelques pas*. J'ai déjà cité les observations de Louis et d'Ollivier.

Remarquons bien qu'il ne s'agit pas dans ces cas-là de simples fissures, mais de solutions de continuité complètes vérifiées par l'autopsie. La moelle était primitivement intacte. Un instant plus tard, elle était comprimée par les fragments déplacés, sous l'influence d'une malencontreuse expérience. Ce sont cependant des exceptions rares, et, règle générale, la locomotion est tout à fait impossible. Quant aux malades mêmes qui ne sont pas paralysés, qui remuent leurs jambes dans leur lit, ils ont presque toujours un *affaiblissement* assez marqué pour ne pouvoir réellement soulever leurs membres, ou tout au moins pour ne point arriver à les tenir quelques secondes élevés au-dessus de la ligne horizontale.

Mais cet affaiblissement de la motilité, cette paraplégie incomplète qui ne manque guère au début, reste tantôt stationnaire, tantôt augmente progressivement. L'abolition absolue du mouvement et même du sentiment lui succède, après un ou deux jours, ou seulement quelques heures. Tout dépend, bien entendu, de la disposition des fragments relativement à la moelle, des lésions propres de la moelle et de ses membranes.

Une fois la paraplégie produite à un degré quelconque, elle persiste jusqu'à la mort, en subissant des variations en rapport avec l'état de l'axe nerveux, ou bien elle diminue successivement et disparaît avant même que la consolidation osseuse soit accomplie.

La *paralysie frappe à la fois la motilité et la sensibilité* ou *séparément l'une ou l'autre*. Tous les auteurs sont unanimes à reconnaître qu'il est plus commun de voir le mouvement anéanti quand le sentiment est conservé que d'observer l'inverse.

Nous avons supposé jusqu'à présent que les deux membres inférieurs

étaient frappés parallèlement dans leurs fonctions sensitives ou motrices, ou dans l'une et l'autre en même temps; il arrive quelquefois
qu'un seul membre est atteint. Bien plus, la paralysie peut être bornée
à une région limitée de la peau ou à un groupe musculaire.

Il est bien certain alors que le symptôme est dû à une compression
osseuse, car une portion d'os seule est capable de circonscrire ainsi son
action, soit sur un espace déterminé de la moelle, soit sur un nerf
particulier, dans un trou de conjugaison ou même dans le canal rachidien.

OBSERVATION. VIII. — *Chute du haut des fortifications de Paris. — Anesthésie de la jambe
droite avec affaiblissement de la motilité. — Paralysie du mouvement de la gauche, pa-
resse de la vessie. — Guérison complète.*

Mayeux Elie, vingt-deux ans; garçon limonadier. Entré le 21 juin 1862, à l'hôpital Lariboisière. C'est un jeune homme robuste qui est tombé hier soir du haut des fortifications. On l'a
trouvé, ce matin, dans les fossés. Son intelligence est entière actuellement, mais il paraît avoir
perdu connaissance au moment de l'accident. Il est vrai que déjà, avant la chute, elle était
troublée par l'alcool. Quoi qu'il en soit, toute la nuit s'est passée en plein air, sans qu'il en ait
eu conscience.

En entrant ici, apporté sur un brancard, il se plaint de ne pouvoir marcher. La région
lombo-dorsale est le siège d'un empâtement assez étendu. La jambe droite est complétement
anesthésiée. L'anesthésie commence à cinq travers de doigt au-dessous du pli de l'aine, mais
elle a conservé une certaine motilité. Des mouvements assez grands y sont possibles. Quant à la
gauche, sa sensibilité est intacte, et les mouvements volontaires y sont au contraire abolis. Pas
de douleur ni dans l'un ni dans l'autre membre. Le malade urine facilement et beaucoup à la
fois, « mais *il ne peut pas se forcer* ». Pas d'érections. La sensibilité pénienne n'a subi aucune
atteinte.

Le même état persiste pendant les huit premiers jours. Alors il est facile de constater une
légère saillie de l'apophyse épineuse de la première lombaire, l'appétit est bon et les fonctions
digestives régulières. Il n'existe aucune souffrance; cependant le blessé dort mal et inéga-
lement.

On le maintient dans la position horizontale, et on lui donne à manger des aliments
solides.

Le 12 juillet, l'anesthésie et la paralysie ont disparu.

Mayeux sort guéri et droit après trois mois.

Cette observation a été rédigée sur des notes que m'a communiquées
mon collègue et ami le docteur Painetvin, interne de M. Voillemier, en
1862. Elle nous fournit un exemple remarquable de ces délimitations
précises de la paralysie, qui nous paraissent si faciles à comprendre.
Cependant, peu d'auteurs semblent admettre les mêmes explications que

nous. Ainsi, d'après MM. Denonvilliers et Gosselin, le motif de la différence de fréquence entre la paraplégie du sentiment et la paraplégie
du mouvement résiderait dans l'inégalité de volume des cordons sensi-
tifs et moteurs. Ces derniers, plus considérables, auraient nécessairement plus de chances de subir les atteintes de la compression. Nous
croyons avoir démontré, à l'*article précédent*, qu'il faut plutôt invoquer
une raison d'anatomie pathologique qu'une raison d'anatomie normale.
Tout dépend, en effet, selon moi, du mode classique de chevauchement.
Dès qu'il y a déplacement, le cordon antéro-latéral de la moelle se
trouve immédiatement en contact avec la saillie tranchante du fragment
inférieur du corps vertébral, par suite de la flexion angulaire qui s'établit au niveau de la fracture, alors même que le canal rachidien est
encore assez spacieux pour contenir l'axe nerveux.

En faut-il davantage pour nous rendre un compte satisfaisant des
variétés parfois bizarres, en apparence, des diverses formes de la
paralysie?

Pour que la sensibilité soit isolément abolie, il est nécessaire qu'il
existe une inclinaison en sens inverse des fragments, ou qu'une portion
d'apophyses ou de lames détachées du reste de l'anneau vertébral pénètre dans les cordons postérieurs. Or, ces particularités sont rares
dans les fractures par contre-coup. Cependant nous venons d'en voir
un spécimen.

L'insistance que je mets à développer ces détails anatomiques ne
surprendra personne, car leur importance est grande. Leur exposition
ruine la doctrine de la trépanation vertébrale, dans l'immense majorité
des cas, puisqu'elle établit que l'agent de compression est presque toujours inaccessible à l'art. On ne peut attaquer que des parties neutres
et l'on aggrave, par conséquent, la lésion existante en mettant son foyer
en communication avec l'air extérieur.

La constatation de la paraplégie conduit à l'examen de la face postérieure du rachis.

Déformation. — Les deux ou trois premiers jours, on rencontre, la
plupart du temps, une *tuméfaction* considérable dans la région dorso-
lombaire. Ce gonflement est aussi commun dans les fractures par
contre-coup que dans les *directes*. Il provient d'une extravasation sanguine partie des veines si nombreuses du rachis et répandue entre les

différentes couches de tissus qui avoisinent et recouvrent la colonne.

Le sang se résorbe promptement, laissant une *ecchymose* qui s'efface bientôt par la dégradation successive de sa coloration première. Alors apparaît à nu un des signes les plus importants qui avait été masqué jusque-là par l'empâtement des parties molles environnantes. Je veux parler de la *déformation* que l'on observe sur la ligne des épines. Là, comme dans les fractures des membres, la déformation est d'une valeur considérable pour le diagnostic de la lésion et de son siège. Il est rare qu'elle n'existe pas à des degrés divers, et qu'elle ne soit pas caractéristique. Si elle n'est pas primitive, elle peut se montrer consécutivement. Pourtant, il faut le reconnaître, dans quelques solutions de continuité par flexion en arrière ou par écrasement, elle fait parfois défaut pendant le cours de la maladie; et si les symptômes rationnels manquent en même temps qu'elle, plus d'une méprise est à craindre qui sera préjudiciable au patient. Mais, je le répète, bien souvent on voit au même niveau du point douloureux une ou deux apophyses épineuses proéminentes et plus éloignées l'une de l'autre que de leur voisines supérieures ou inférieures. — La *concavité lombaire* est moins profonde, elle peut être tout à fait redressée. Si l'on veut augmenter la déformation momentanément pour la rendre évidente, quand elle est le seul signe existant de solution de continuité, il suffit de courber légèrement en avant le tronc du malade. Alors les deux épines en observations soulèvent la peau et s'éloignent davantage, pendant que les autres restent à peu près immobiles dans leur position respective. Cette petite manœuvre ne sera pas blâmée, même par les plus prudents, car, exécutée avec précaution, elle n'expose à aucun danger. J'y ai eu plusieurs fois recours sur le vivant, et je me suis directement assuré de son innocuité, dans mes expériences cadavériques. J'ai constaté en effet qu'avec la réserve que j'impose, aucun déplacement permanent ne peut s'effectuer. Or, le diagnostic que l'on recherche alors est assez important pour qu'on l'établisse sur des bases solides.

Cette disjonction, ce minime écartement de deux apophyses épineuses est le premier degré de la déformation, et il est commun d'en rencontrer une bien plus considérable.

Il est souvent question, dans les observations de fracture dorso-lombaire, d'une courbure à convexité postérieure que concourent à former plusieurs vertèbres. J'ai moi-même cru voir plusieurs fois, dans les premiers jours surtout, au milieu du gonflement des parties molles, cette sorte de convexité surajoutée. J'admettais naturellement, comme on l'admet d'ailleurs, qu'un certain nombre de corps vertébraux étaient brisés en avant. Les autopsies et l'expérimentation, un examen local un peu plus minutieux, m'ont enlevé cette illusion qui me conduisait à un pronostic beaucoup trop fâcheux. Il me semble, et tout me porte à le croire dans les récits que j'ai sous les yeux, que ces apparences trompeuses ont induit plus d'un observateur en erreur. Sans nier qu'il puisse exister quelquefois une véritable *courbure en arc de cercle* ressemblant à celle que l'on rencontre dans le rachitisme ou l'infiltration tuberculeuse des vertèbres, je ne m'avance pas trop en disant que c'est presque toujours une *courbure angulaire* que l'on a sous les yeux. — Il serait plus correct de dire : une ou plusieurs saillies angulaires. — Généralement il y en a deux ; cependant, quelquefois, la moins apparente passe inaperçue, mais les doigts la trouvent facilement. Sur leurs sommets bride fortement la peau soulevée à leur niveau et tendue entre elles. Si l'on déprime le tégument, on sent derrière lui un vide dépourvu d'os, au fond duquel est la moelle. En présence de cette disposition, bien des chirurgiens ont cru à des lames enfoncées. L'intervalle qui sépare les deux apophyses est variable. Ollivier (d'Angers), l'évalue à deux travers de doigt dans ses observations 26, 27, 28, 29, et Robert à trois travers de doigt dans une observation publiée en 1847 (1).

J'ai vu sur le vivant les extrémités épineuses des deux proéminentes distantes de 6, 7, 8, et même une fois 10 centimètres ; de sorte qu'on ne pouvait pas croire, *a priori*, qu'il s'agissait de deux apophyses successives, mais on supposait naturellement qu'il y avait dans cet espace une ou deux vertèbres ayant subi les déplacements les plus extraordinaires ; et, pourtant, il n'en était jamais rien. Cette hypothèse naît sous l'influence d'une disposition que j'ai signalée à propos de l'anatomie pathologique, et qui ne me paraît pas avoir sérieusement attiré l'attention des auteurs. Ma sixième observation m'en a offert un exemple remarquable. En voici un autre.

(1) Robert, *Union médicale*, 1847.

OBSERVATION IX. — *Chute d'un deuxième étage sur les pieds, puis sur les fesses, tuméfaction de la région lombo-dorsale, puis déformation caractéristique. — Deux saillies médianes, deux saillies latérales, quadrilatère. — Dépression entre elles. — Sensibilité conservée. Simple affaiblissement de la motricité des membres inférieurs. — Miction et défécation volontaires. — Troubles des urines. — Élancements douloureux, fourmillements, soubresauts dans les jambes. Courbure latérale du rachis, premier lever après quarante jours. — Guérison complète au bout de deux mois et demi. — Grossesse.*

Aline Muller, polisseuse, âgée de vingt-huit ans, mère de deux enfants, entre le 23 avril 1862 à l'hôpital de la Charité, et est placée au n° 23 de la salle Sainte-Rose, service de M. Malgaigne, où je l'observe avec mon regrettable collègue et ami F. Robertet. Dans la matinée du 23 août, Aline recevait, en l'absence de son mari, la visite d'un ami qui habitait la même maison qu'elle. Le mari était sorti de très-bonne heure et elle ne se doutait guère qu'il allait revenir, lorsque vers sept heures il frappa à coups redoublés à la porte et voulut pénétrer de vive force dans la chambre où se trouvait *flagrante delicto* sa femme. Celle-ci, ne voyant d'autres moyens d'échapper, sauta par la fenêtre. Elle tomba du deuxième étage d'abord sur les pieds, puis par contrecoup sur les fesses. Elle ne perdit pas connaissance et ressentit immédiatement une douleur très-vive dans les reins. On la transporta sans trop de précaution à l'hôpital de la Charité. C'est là que nous la trouvons.

Le 23 au soir et le lendemain au matin, on observe une tuméfaction énorme à la région lombo-dorsale. Elle s'étend de la septième vertèbre du dos au sacrum et largement sur les côtés. Plus marquée au centre, elle se perd en mourant à la périphérie; elle est élastique principalement au milieu, où l'on perçoit la sensation d'une véritable fluctuation. Le gonflement empêche de reconnaître l'état des parties dures sous-jacentes.

La malade se sert très-facilement de ses bras, elle peut déplacer les jambes dans son lit.

Depuis hier elle a uriné une seule fois et en petite quantité. La sensibilité est bien conservée à toute la surface du corps. Elle éprouve des douleurs assez vives aux pieds et aux reins.

Le 25. La tuméfaction a beaucoup diminué. La miction et la défécation ont été faciles.

Le 26 août, le gonflement des parties molles ne gênant plus guère et ayant même presque complétement disparu, nous découvrons sans peine à la région lombo-dorsale une courbure anormale de la colonne vertébrale, qui avait été jusque-là masquée par un vaste épanchement de sang dont il ne reste plus qu'une large ecchymose.

La courbure de l'épine n'est pas régulière mais angulaire; le sommet de l'angle est formé par l'apophyse épineuse de la onzième dorsale qui est fort proéminente. Au-dessous de cette saillie en existent deux autres moins marquées situées de chaque côté à 2 ou 3 centimètres de la ligne médiane. Elles sont surtout sensibles au toucher. Elles paraissent éloignées de 8 centimètres de la première (de la onzième épineuse), et formées par les apophyses transverses de la douzième dorsale, qui est, comme on le voit, très-écartée en arrière de la onzième. L'apophyse épineuse de la douzième est également un peu saillante. Dans l'intervalle qui sépare les deux vertèbres la peau est tendue, mais elle se laisse profondément déprimer sans qu'on puisse rencontrer de corps solide. Il n'y a donc pas d'apophyses brisées en cet espace.

La moelle en ce point n'est guère séparée de la peau, sur la ligne médiane, que par ses membranes. Par suite de la disjonction évidente des lames, un instrument piquant ou tranchant y pénétrerait directement, sans le moindre obstacle. La dépression anormale *semble en apparence* s'étendre de la onzième dorsale à la deuxième lombaire. Elle mesure en effet approximativement une longueur égale à la distance ordinaire de ces deux vertèbres. Mais une pareille interprétation serait très-fausse. Cette trompeuse apparence résulte du déplacement et de la flexion en avant du segment supérieur de la colonne et du soulèvement des parties molles. La concavité lombaire est redressée. La sensibilité et le mouvement des membres inférieurs sont conservés. La malade y éprouve pourtant parfois de l'engourdissement et des soubresauts, principalement au moment de s'endormir. Ce n'est pas, non plus, sans un effort notable qu'elle soulève ses jambes de la surface de son lit, et elle ne peut les soutenir élevées qu'un instant. Les fesses sont le siége de douleurs vives. Autour de la malléole externe gauche, on trouve une vaste ecchymose. La miction et les garderobes sont toujours faciles, mais les urines laissent déposer par le repos une matière muco-purulente abondante. Jusqu'à présent notre malade est restée dans le décubitus dorsal avec deux oreillers sous la tête. Elle est enceinte de trois mois.

28 août. Elle conserve ses deux oreillers ; au lieu d'être franchement étendue sur le dos, elle est habituellement inclinée légèrement de côté.

30 août. Tout est dans le même état, seulement la résorption du sang épanché étant plus complète, on reconnaît à la simple vue les deux saillies latérales dont nous avons parlé (apophyses transverses) sur lesquelles la peau bride en passant ; de sorte qu'il existe dans la région dorso-lombaire un espace triangulaire dont le sommet est formé par l'apophyse épineuse de la onzième dorsale et les deux angles inférieurs par les apophyses transverses de la donzième. Si l'on tient compte de la proéminence de la dernière épineuse dorsale, à la place du triangle on a un quadrilatère dont les quatre sommets sont bien déterminés. L'appétit se relève, langue naturelle, pouls à 80.

Rien de nouveau jusqu'au 30 septembre, époque à laquelle la malade commence imprudemment à se lever. Il n'y aurait aucun changement dans la disposition déjà décrite de la colonne lombo-dorsale, si ce n'est qu'elle présente une légère courbure latérale à concavité droite que nous n'avions pas remarquée, pendant que la malade était couchée, mais qui nous frappe maintenant qu'elle est debout. Cette courbure tient probablement à la position qu'elle avait habituellement dans son lit, et elle serait dans cette hypothèse consécutive. La consolidation a été rapide, vraisemblablement par suite de la pénétration des fragments. La malade marche assez facilement.

Elle quitte l'hôpital au commencement d'octobre, parfaitement libre dans ses mouvements. Sa grossesse, désormais certaine, continue.

Ce que je tiens davantage à faire ressortir de cette observation, c'est la déformation qui est caractéristique et très-manifeste.

Le docteur Robert a publié (1) un fait semblable à celui qui précède. Je le transcris intégralement à sa suite à cause de l'analogie de leurs symptômes.

OBSERVATION X. — Un jeune homme âgé de dix-neuf ans, d'une constitution grêle, était occupé à décharger une voiture, très-pesamment chargée, lorsque tout à coup et au moment où il s'y attendait le moins, les deux brancards de celle-ci lui tombèrent sur les épaules ; il eut ainsi à supporter brusquement un poids énorme évalué à 1200 kilogrammes. Sous ce faix considérable, son tronc se fléchit en avant et d'une manière si complète que la face antérieure du thorax vint toucher les cuisses. Cet homme tomba à l'instant même et ne put se relever. Il

(1) Robert, Union médicale, 1847, p. 515.

fut transporté immédiatement, le 17 août, à l'hôpital Beaujon, où l'on constata une paralysie complète des extrémités inférieures, ainsi que du rectum et de la vessie. A la face postérieure du tronc, sur le trajet de la colonne vertébrale et à l'union des régions dorsale et lombaire, se remarque une tumeur non circonscrite, molle et douloureuse, un peu fluctuante, large au moins comme la paume de la main et manifestement due à du sang épanché. Je ne pus constater, dit Robert, l'état du rachis en cet endroit, et soupçonnant une fracture de la colonne vertébrale, je me bornai à faire coucher le malade en supination sur un matelas un peu ferme, sans oreiller, et de manière que *la rectitude du rachis fût rétablie autant que possible.* Il ne survint aucun accident fébrile, mais la paraplégie ne s'améliora pas. De son côté, l'épanchement sanguin situé sur le rachis s'étant peu à peu résorbé, on put enfin, au bout d'un mois environ, constater les désordres produits sur le squelette de cette région.

Au niveau de l'union des régions dorsales et lombaires se voyait une légère saillie angulaire qui soulevait les parties molles très-minces qui recouvrent les os en cet endroit. La série des apophyses épineuses se distinguait nettement jusqu'au bas de la région dorsale. Là *elle cessait tout à coup pour recommencer à trois travers de doigt* au-dessus de l'interruption et se continuer ensuite dans toute la région lombaire. Au niveau du lieu où manque l'apophyse épineuse, on voyait *de chaque côté une saillie verticale manifestement formée par le bord postérieur des apophyses articulaires de la douzième vertèbre dorsale.* Cette double saillie latérale se trouvait placée sur un plan antérieur à la série des apophyses épineuses.

Robert diagnostiqua une luxation des apophyses articulaires de la douzième dorsale et une fracture avec écrasement de la première lombaire. Ce diagnostic fut, au bout de trois mois, vérifié par l'autopsie.

La déformation, quand elle existe, n'est pas toujours aussi prononcée que celle que nous venons de rencontrer dans les deux exemples rapportés tout à l'heure. Cependant nous en avons signalé une pareille dans nos 6ᵉ, 7ᵉ et 12ᵉ observations. D'autres fois, à la place de cet intervalle dans lequel on ne trouve aucune apophyse épineuse, on ne remarque qu'un léger écartement et une saillie de deux apophyses. Mais quand ce large vide se montre, il est facile de remarquer une nouvelle particularité qui est mise en relief dans les deux dernières observations. Au-dessous de la principale proéminente, et à 2 ou 3 centimètres de chaque côté, on aperçoit deux *saillies latérales* dont l'étude offre un grand intérêt.

Tantôt ces saillies soulèvent la peau et sautent immédiatement aux yeux, tantôt elles ne sont reconnues que par le toucher. Du reste, il est bien certain que chez le même sujet, à des époques différentes, on peut observer les deux variétés, selon que le gonflement des parties molles sus-jacentes sera considérable, ou qu'il sera dissipé. Leur proéminence est d'ailleurs en corrélation directe avec la flexion plus ou moins grande de la colonne dans le foyer même de la fracture, avec le déplacement en avant du fragment supérieur, avec la disposition nouvelle des apophyses articulaires, et aussi, dans certains cas, avec l'écrasement de la partie antérieure du corps de la vertèbre. Chacun de ces éléments, on le comprend bien, joue son rôle dans la question; mais le changement de la situation des apophyses articulaires n'est évidemment pas le moins important. Nous avons démontré précédemment, qu'au moment où se produit toute fracture vertébrale par flexion en avant, que ce soit un simple arrachement ou même un écrasement, il y a luxation des arthrodies, luxation passagère ou permanente. Lorsque la disjonction est passagère, on ne rencontre ultérieurement aucune trace des saillies dont nous parlons. Lorsque la séparation est permanente, elles sont moins marquées, si les surfaces articulaires sont encore en contact par quelques points. Elles sont très-manifestes, au contraire, si le déplacement est complet; car alors les apophyses de la vertèbre supérieure passant au-dessus ou au-devant de celles de la vertèbre inférieure, la première subit une locomotion horizontale en avant, en même temps que sa locomotion verticale, et ce mouvement équivaut à un refoulement en arrière de la dernière. Il en résulte que celle-ci ressort davantage par toutes ses parties, et que ses apophyses transverses proéminent sur les côtés de la ligne médiane, à 3 centimètres environ de part et d'autre. Il va sans dire que si la luxation n'est qu'unilatérale, le relief n'est pas le même à droite et à gauche : voilà la cause de ces saillies apophysaires que l'on est très-disposé à expliquer par des hypothèses controuvées, en particulier par la prétendue déviation ou fracture d'une ou plusieurs épineuses successives. Elles *représentent les apophyses transverses de la vertèbre brisée.*

Ce n'est cependant pas l'opinion de Malgaigne. Du moins, analysant deux observations semblables aux miennes empruntées, l'une à Pingrenon et l'autre à Robert, — celle que nous relatons à l'instant, — il accepte cette assertion : que les deux saillies latérales sont constituées par les apophyses articulaires de la vertèbre luxée. Il est singulier qu'on dise cette disposition vérifiée par l'autopsie, car l'examen cadavérique comme le raisonnement prouve que cette interprétation est erronée. Je prie donc les anatomo-pathologistes de considérer le voisinage des apophyses articulaires et transverses, et de comparer la différence énorme de leurs saillies, particulièrement pour les vertèbres que nous envisageons. Ils verront si le soulèvement marqué de la peau par les secondes n'efface pas nécessairement la proéminence très-faible des premières.

L'anatomie pathologique et l'expérimentation ont permis d'éclairer et d'expliquer les symptômes ; les symptômes permettront à leur tour de prévoir et de préciser la situation respective des fragments et empêcheront d'entreprendre des opérations ou des manœuvres aveugles.

Tels sont les phénomènes qui caractérisent les fractures de la section dorso-lombaire. Ils ne diffèrent guère, à un certain point de vue, des symptômes généraux des fractures. C'est toujours là, comme ailleurs, la *douleur locale* spontanée et provoquée, le *gonflement* des tissus environnants, la *déformation* du squelette, l'*ecchymose*, la *perte de fonctions des parties* siégeant au-dessous du foyer du mal, parfois la mobilité anormale et la crépitation.

Mais tandis que la *déformation* est habituellement facile à effacer par la réduction de la fracture, lorsqu'il s'agit d'un membre, elle devient bien souvent permanente ici, par suite du danger qu'on affronterait et de la difficulté qu'on rencontrerait en cherchant à mettre en place les fragments osseux. D'un autre côté, si dans le premier cas la perte des fonctions du membre tient à la douleur et au défaut de solidité du cylindre osseux, dans le second, elle dépend, en outre, de l'altération d'un centre unique, essentiel, qui transmet et qui donne, à l'état sain, la sensibilité et la motilité à la plupart des organes. Sa lésion arrête le mouvement et le sentiment de tous ceux dont les nerfs naissent au-dessous d'elle. Au rachis, la consolidation des os ne suffit plus pour rétablir les fonctions, il faut que l'axe nerveux ait retrouvé son intégrité. Dans l'espèce, la crépitation et la mobilité anormale ne sont pas recherchées, elles ne seraient d'aucune utilité. Les manœuvres que l'on exécuterait pour les obtenir pourraient nuire et n'aboutiraient pas, du reste, la plupart du temps, car la résistance de quelques ligaments conservés en avant ou en arrière, et la contraction des masses musculaires qui entourent et protègent la colonne empêcheraient de les produire l'une et l'autre.

On le voit, dans les solutions de continuité des vertèbres, l'état de la moelle est presque tout, l'affection de l'enveloppe n'est qu'accessoire. Il ne faut pas oublier pourtant qu'elles ne présentent pas moins de gravité que celles des os des membres. Il est nécessaire de savoir, au contraire, que la communication du foyer de la fracture avec l'air extérieur est plus redoutable encore, non-seulement à cause de la présence de la moelle, mais du tissu spongieux et d'un lacis veineux très-abondant.

Pendant les premiers jours de la maladie, les symptômes que nous avons décrits restent stationnaires. — Ils se modifient ensuite assez rapidement et il en survient souvent de nouveaux.

D'abord la tuméfaction lombaire disparaît, et la déformation des os se montre à nu. L'ecchymose s'éteint. La douleur s'atténue. Bientôt il se déclare une affection bronchique, quand déjà d'abondantes sécrétions se produisent dans les voies urinaires. Il peut y avoir alors un léger mouvement fébrile. — Cependant l'état des fonctions digestives est variable.

Le moment est venu, avant d'entrer dans l'étude de la marche de la maladie, d'entamer la description des divers phénomènes d'origine myélique qui ont été pour la plupart négligés jusqu'ici, ou envisagés à un point de vue différent de celui auquel je crois devoir me placer.

J'ai plus particulièrement insisté précédemment sur les symptômes qui conduisent au diagnostic anatomique de l'affection rachidienne, et pour arriver à ce résultat, j'ai suivi l'ordre clinique. Je me suis spécialement étendu sur les signes locaux et sur la paraplégie du mouvement qui est ordinaire. Il me faut maintenant étudier certains troubles de *sensibilité et de sécrétion* des organes digestifs et génito-urinaires et un état particulier des bronches. Nous avons déjà dit un mot des fonctions intestinales et vésicales ; il nous reste à entrer dans quelques développements à leur sujet et à nous occuper conjointement des organes voisins.

La *rétention* d'urine et la *constipation*, avons-nous avancé, sont de règle dans les premiers temps d'une fracture dorso-lombaire et dès le début. Cependant l'*incontinence* des urines et des fèces peut se montrer à la même époque, primitivement, quoiqu'elle soit bien dans l'immense majorité des cas un phénomène consécutif ; mais, dans ces conditions, la défécation involontaire est moins rare que la miction involontaire. On n'a du reste signalé entre elles aucune corrélation.

L'incontinence de matières survient à toutes les fois que le malade

est pris de diarrhée ; aussi, pour obtenir une selle, suffit-il presque
toujours d'administrer un purgatif, même léger, qui produit un résultat
beaucoup plus sûr qu'un lavement purgatif énergique. Quant à l'incontinence primitive, elle est tout à fait exceptionnelle ; cependant, la
57e observation d'Olivier (Clotide Frison) nous en fournit un exemple :
chute du quatrième étage sur les pieds, paraplégie, incontinence d'urine,
mort au bout de trois jours ; fracture de la dixième dorsale sans déplacement, hémotorachis ; aucune altération apparente de la moelle.

Si la constipation est assez facilement vaincue par un purgatif, la
rétention d'urine persiste malgré les diurétiques ou autres agents mé-
dicamenteux, et ne disparaît que par le cathétérisme. En revanche,
généralement, quand l'issue de la maladie doit être favorable, la paralysie vésicale guérit définitivement bien plus tôt que la paralysie du
rectum. Il faut encore employer les laxatifs que déjà depuis un certain
temps le malade exécute la miction sans les secours de l'art. Du reste,
le passage de la rétention à l'émission volontaire n'a pas lieu sans être
marqué par des phénomènes dignes d'attention et qui n'ont aucun rapport avec le rétablissement d'une défécation normale. La transition est,
en effet, une incontinence d'une espèce particulière ; elle se déclare
habituellement dans le courant du deuxième ou du troisième septénaire.

Déjà depuis quelques jours le malade demande à être sondé plus
souvent, — deux ou trois cathétérismes ne lui suffisent plus ; — il
éprouve la sensation du besoin d'uriner qu'il avait perdu ; — sa vessie
semble se rétrécir et ne plus pouvoir contenir une petite quantité de
liquide. Enfin, un matin, une nuit plutôt, que l'arrivée du médecin
n'est pas assez prompte, après des douleurs très-cuisantes dans la région hypogastrique, des spasmes, des efforts pour retenir et pour
expulser ses urines, le malade finit par émettre un jet plus ou moins
abondant. A partir de ce moment, le cathétérisme devient presque
inutile, la miction est à peu près volontaire, mais très-fréquente et
encore fort pressante, souvent insignifiante. Bientôt les envies s'éloignent, la volonté reprend tout à fait son empire, les choses rentrent
dans l'ordre. Mais aussi il peut arriver exceptionnellement qu'une
véritable incontinence s'établisse. Si l'on a occasion de faire l'autopsie
de la vessie, à cette période, on la trouve ratatinée derrière le pubis.

Ses parois sont épaisses, ses colonnes charnues, saillantes, sa muqueuse rutilante. Sa capacité est bien diminuée.

Dès les premiers jours de la fracture, il apparaît dans l'état des urines des changements notables que je décrirai tout à l'heure en détail, car ils me paraissent être pour beaucoup dans la production et l'évolution des phénomènes que nous venons de décrire ; mais, auparavant, nous chercherons la raison physiologique de ces derniers. La rétention d'urine dépend d'une paralysie du corps de la vessie avec conservation de la contractilité du col. L'absence de la sensation du besoin d'uriner indique une anesthésie de la muqueuse vésicale facile à vérifier pendant le cathétérisme. L'incontinence d'urine tient à une paralysie du sphincter de la vessie avec ou sans paralysie de la tunique musculeuse du corps, selon qu'il y a incontinence par regorgement ou incontinence simple. Mais il ne me semble pas douteux qu'une contraction spasmodique de cette tunique puisse amener une sorte d'incontinence, sans abolition des fonctions du col.

La *constipation* opiniâtre chez les blessés atteints de solution de continuité vertébrale est le résultat du défaut de contractilité et de sécrétion intestinale en l'absence de paralysie du sphincter anal.

L'explication de ces phénomènes a toujours fort embarrassé les médecins et les physiologistes. Sans doute, chacun savait, par la plus simple expérience faite sur soi-même, que l'influence de la volonté s'exerçant sur les sphincters anal et vésical, tandis qu'elle est nulle sur la vessie et le rectum, la source des nerfs qui animent les parties distinctes d'un même organe doit être différente. La théorie était faite, mais la raison anatomique, surtout en ce qui concerne la vessie, n'était point encore découverte. Les nouvelles recherches de Budge que Jaccoud vient de nous faire connaître (1), lèvent toute difficulté d'interprétation. « Budge a démontré, en effet, qu'il y a deux routes diffé-
» rentes pour les fibres nerveuses motrices de la vessie : l'une est dans
» les racines antérieures du troisième et du quatrième nerf sacré ;
» l'autre est dans le plexus hypogastrique ; la première voie est unie au
» cerveau par un cordon nerveux qui, du pédoncule cérébral, descend
» dans les cordons antérieurs de la moelle épinière ; quant aux nerfs

(1) Jaccoud, *Les paraplégies et l'ataxie du mouvement*. Paris, 1864.

9

» vésicaux moteurs, contenus dans le plexus hypogastrique, ils viennent
» d'une partie très-limitée de la moelle lombaire. »

Pour l'intestin, la plus grande analogie existe : le sphincter et le releveur de l'anus recevant leurs nerfs du plexus sacré, pendant que le
rectum et le gros intestin les tirent du plexus hypogastrique.

La rétention des urines et des fèces, c'est-à-dire le maintien de la
contractilité des sphincters avec la paralysie du corps des organes est
donc facilement explicable. L'incontinence des urines et des fèces
n'offre pas plus de difficultés, elle nous apprend l'abolition complète
des fonctions des deux viscères.

Cependant il faut faire une distinction. Jaccoud sépare avec raison
l'incontinence vraie résultant d'une paralysie du col et du corps de la
vessie de l'incontinence par regorgement, suite d'une rétention. Il
admet avec une grande finesse d'observation « une phase qui est ordi-
» nairement l'avant-coureur de l'incontinence absolue ». Pendant cette
période transitoire, l'urine peut encore s'accumuler dans la vessie ;
« mais si la sensibilité vésicale a survécu à la contractilité musculaire,
» une fois que le besoin se fait sentir, il ne retient pas ses urines au
» delà de quelques secondes malgré tous ses efforts. » — Cependant
l'urine est rendue d'une façon intermittente et non pas goutte à goutte.
« Cette période transitoire » se rencontre dans notre 5e observation.
Mais dois-je considérer comme de même espèce cette sorte d'incontinence temporaire et intermittente que je décrivais il n'y a qu'un instant,
celle qui est relatée dans la plupart de mes observations, et qui fait
présager le rétablissement prochain de la miction volontaire. Je ne le
pense pas, c'est encore, selon moi, une forme à part.

Ici la sensibilité vésicale n'a pas survécu à la contractilité musculaire. — La sensibilité renaît sous l'influence de l'irritation de la muqueuse, la conscience du besoin d'uriner reparaît avec elle, et, par action réflexe, la contractilité de la tunique musculaire jusque-là éteinte,
se réveille, s'exerce avec énergie ; une contraction spasmodique s'em-
pare d'elle, et la résistance du sphincter est vaincue. Ce qui prouve
bien que ce dernier n'est point paralysé alors, c'est que, quelques jours
plus tard, la miction est redevenue tout à fait volontaire.

Le mécanisme de cette incontinence passagère dont Jaccoud n'avait
point à s'occuper, et qu'il a négligé certainement pour ce motif, est donc

très-différent, l'inverse même de celui qu'il a exposé et qui est d'un augure si funeste.

Dans les fractures dorso-lombaires, l'incontinence vraie ou par regorgement est un *signe pronostique très-fâcheux ;* car elle doit faire craindre, surtout si elle existe au début, une destruction de la moelle.

La rétention qui indique presque toujours une compression est moins grave et l'incontinence passagère qui lui succède, loin d'effrayer, comme celle qu'a décrite Jaccoud, doit donner des espérances sérieuses de guérison : c'est au moins à cette conclusion que l'observation des faits m'a conduit.

De même, la constipation n'est point un signe décisif ; mais l'expulsion involontaire des matières fécales est d'un mauvais présage. Il est pourtant encore nécessaire d'établir une distinction, selon que l'incontinence est habituelle ou qu'elle survient seulement pendant l'existence d'une diarrhée spontanée ou provoquée. Dans le premier cas, le sphincter est paralysé en même temps que l'intestin ; dans le second, il se laisse dilater momentanément.

Voici, selon moi, comment les choses se passent. — La muqueuse intestinale a perdu sa sensibilité et son pouvoir sécréteur, ce qui est précisément cause de la constipation, mais la muqueuse péri-anale l'a conservé. Si les matières sont dures, elles n'arrivent point jusqu'à cette dernière ; si elles sont liquides, comme après l'administration d'un purgatif ou par le fait de la diarrhée, elles parviennent jusqu'à l'anus, stimulent, irritent cette muqueuse dont la sensibilité est exquise, et l'action réflexe amène la contraction du releveur qui ouvre le sphincter : les matières sortent.

Entrons maintenant dans l'examen des *urines.*

Vers le troisième ou le quatrième jour, le liquide excrété par les reins qui avait pu jusque-là ne présenter aucune altération physique ou chimique apparente, devient le siége de phénomènes fort intéressants, sur lesquels Voillemier appela mon attention, dès 1861, et que j'ai constamment observés depuis cette époque.

Krimer a noté qu'après la section de la moelle épinière au voisinage des vertèbres dorso-lombaires, l'urine devient claire comme de l'eau, contient beaucoup de sels et d'acides, mais peu d'extractif. Et Dupuytren, de son côté, a constaté que, dans la paraplégie, les sondes à demeure se recouvrent plus souvent et plus promptement que jamais d'incrustations salines. Nous n'avons jamais rencontré cette limpidité, cette transparence des urines dont parle Krimer, pendant l'existence d'une solution de continuité de la colonne vertébrale ; nous l'avons vue remplacée, au contraire, par une viscosité et une impureté extraordinaires. Mais si nous n'avons pas vu les sondes s'incruster parce que nous ne les avons pas laissées à demeure, nous comprenons très-bien qu'il en soit ainsi. — Reportons-nous à nos observations et nous remarquerons dans la vessie elle-même un dépôt de matières blanc sale, épaisses, filantes, que j'ai comparées, tantôt à du miel blanchi, tantôt à un mucilage concentré de gomme. Chez un de nos malades même, l'écoulement de l'urine par la sonde fut très-difficile, et il fallut une vigoureuse pression sur l'hypogastre pour en amener la sortie. D'autres fois, un précipité identique a été seulement reconnu dans le vase où avait été placée l'urine. Pour les deux cas, l'analyse a toujours démontré un mélange en proportion variable de mucus, de pus et de très-beaux cristaux de phosphate ammoniaco-magnésiens. Parfois le mucus et le pus font défaut, et l'on observe alors un dépôt d'un tout autre aspect ; il est fragmenté, floconneux, et ressemble à du gluten flottant dans du bouillon. Alors les cristaux polyédriques, les sels seuls existent en l'absence des deux éléments précédents. Ajoutons que les urines ainsi altérées sont généralement alcalines. Voici un magnifique spécimen de cette dernière forme. Nous rechercherons plus loin à quelle cause tient la différence qui distingue deux cas donnés.

OBSERVATION XI. — *Chute d'un troisième étage sur les pieds, puis sur le dos. — Gonflement et ecchymose autour du pied, de la jambe gauche et de l'articulation tibio-tarsienne. — Affaiblissement notable de la motilité des deux jambes, sensibilité intacte. — Constipation, miction volontaire facile, puis tres-difficile; cystite. — Dépôt de cristaux dans les urines. Écartement anormal des onzième et douzième épineuses dorsales, saillies des deux apophyses transverses de la douzième. — Fièvre. — Congestion bronchique, pneumonie à droite le cinquième jour. — Fourmillements, élancements dans les membres inférieurs. — Le malade marche le cinquantième jour. — Guérison complète.*

Le 6 juin 1864, à onze heures du soir, le nommé Vincent Étienne, maçon, âgé de vingt-quatre ans, venait de rentrer quelque peu ivre dans la maison qu'il habite rue de Perpignan, n° 6. Arrivé au troisième étage, il cherchait sa chambre, mais l'obscurité était profonde, les vapeurs alcooliques troublaient ses souvenirs ; il prit une fenêtre pour une porte, fit un pas dans le vide, et tomba de la hauteur de 15 mètres sur les pieds, dans une petite cour carrée. Il perdit connaissance pendant cinq ou six minutes. La maîtresse de la maison, qui avait entendu le bruit de la chute d'un corps pesant, ne s'en était pas émue, car elle l'attribuait au déplacement d'un objet qu'elle avait accroché au mur. Les plaintes que proféra le malheureux, dès qu'il fut revenu à lui-même, l'appelèrent au dehors, et elle aperçut Vincent étendu sur le dos. On le releva et on le transporta chez lui. Le lendemain soir, un médecin le visita, et le fit conduire à l'hôpital des Cliniques, dans le service de mon savant maître M. Nélaton.

Le 8 juin au matin, nous le trouvons au numéro 8 de la salle des hommes. Son intelligence est entière. Il nous donne sur son accident quelques renseignements qui sont complétés dans la journée par le récit de la concierge de sa maison, rapporté précédemment. Nous le découvrions et nous remarquons un gonflement notable au pied gauche, à la partie inférieure de la jambe, et principalement autour de l'articulation tibio-tarsienne ; une ecchymose assez vaste l'enveloppe tout autour, cependant les mouvements qu'on lui imprime ne déterminent pas de souffrance bien marquée. Sur l'autre membre, au niveau de la hanche, existe une douleur plus accusée. Aucun signe de contusion en d'autres points du corps.

La sensibilité du tronc, des cuisses et des jambes, en quelques points que je cherche à la stimuler, est conservée et nette. Le malade peut détacher ses membres inférieurs du lit sur lequel il est couché, mais avec beaucoup de peine. Il urine facilement et en petite quantité. Il n'a pas été à la selle depuis sa chute.

D'un bout à l'autre de la colonne vertébrale, nous n'apercevons pas de déformation qui nous frappe, pas trace de contusion, pas d'ecchymose ; mais en examinant les apophyses épineuses séparément, nous trouvons entre deux, la onzième et la douzième dorsale, un intervalle de 2 centimètres et demi à 3 centimètres dans lequel le bout du doigt pénètre facilement en déprimant la peau qui passe sur elle, comme une tangente.

Chiendent, bouillon, potages. Position horizontale, décubitus dorsal et absence de mouvements, du reste il ne peut remuer.

Au soir, je trouve la respiration légèrement embarrassée. Le malade tousse, et à distance on entend un bruit de râles dans sa poitrine. Il n'était pas enrhumé avant son accident, seulement il était quelquefois essouflé. Il ne va pas à la selle. Il urine bien : on gardera ses urines.

9 juin. Il crache des mucosités jaunâtres.

Au soir, il me dit uriner avec quelque difficulté. Les urines sont toujours peu abondantes, et au fond du vase qui les contient se trouve un dépôt considérable flottant, dès que l'on agite le liquide.

Somnolence, fièvre légère, pouls à 100.

10 juin. Fièvre, langue blanchâtre, respiration un peu gênée; pas de point de côté ; râles muqueux. Ce qu'il y a de plus remarquable, ce sont les urines, 1 litre en vingt-quatre heures. Elles sont rapidement alcalines, quoique acides immédiatement après leur sortie, et prennent une forte odeur ammoniacale, effervescence par l'acide chlorhydrique et l'acide azotique. Au fond du vase, masse blanc jaunâtre fragmentée à l'infini et composée d'une multitude de parcelles sans cohésion les unes avec les autres. Au microscope, on y reconnaît de beaux cristaux polyédriques petits et gros dont quelques-uns même sont visibles à l'œil nu : ce sont des phosphates ammoniaco-magnésiens, il y a aussi des carbonates. Je fais soigneusement cet examen avec M. Constantin Paul.

11 juin. La miction étant devenue un peu plus difficile, je retire, avec une sonde en caoutchouc dont l'œil est petit, un verre d'urine d'une couleur naturelle, claire, sans dépôts, sans odeur ammoniacale. Elle est donc bien différente de celle d'hier, qui était boueuse quand on l'a recueillie et qui laissait déposer une matière floconneuse. Cette matière, quand on la déverse d'un vase dans un autre, se divise sur leurs parois en une fine poussière adhérente. En la pressant entre les doigts, on sent de petits corps fins.

On place pendant quelques instants le malade dans le décubitus latéral pour pouvoir passer sous lui une alèze ; je profite de cette occasion pour examiner à nouveau sa colonne vertébrale, pas de déformation apparente à l'œil ; au toucher, écartement entre la onzième et la douzième épineuses. A environ 2 centimètres de chaque côté de la ligne médiane à droite et à gauche, mais principalement à droite, en déprimant la peau, on rencontre une saillie osseuse qui n'est autre que celle des apophyses transverses de la douzième dorsale. Cependant quelqu'un des assistants auquel je la fais remarquer croit tout d'abord avoir sous le doigt une épineuse déviée.

Sensibilité conservée, mouvements des membres inférieurs difficiles; c'est à grand'peine que le malade les soulève un moment de la surface de son lit. La toux continue. Dans tout le poumon droit, gros râles muqueux, presque caverneux avec respiration retentissante. A l'angle de l'omoplate, souffle évident et râles sous-crépitants : un petit point pneumonique, en voie de résolution, et tout autour bronchite. Expuition abondante, mucosités jaunes, verdâtres, adhérentes, épaisses; on n'y trouve rien de spécial au microscope : des cellules épithéliales.

A peine de la fièvre. Potages, soupes, eau vineuse.

12 juin. Depuis hier, la miction s'est effectuée sans le secours du cathétérisme ; comme les premiers jours d'ailleurs la quantité d'urine est faible, moins d'un demi-litre dans les vingt-quatre heures. — Dès qu'elle est sortie de la vessie, elle est boueuse et sent l'ammoniaque, les flocons qui y flottent se précipitent rapidement au fond du vase. Tout me porte à croire qu'ils se déposent de même dans le sein de son réservoir naturel, mais comme celui-ci se vide complétement, il rejette au dehors tout le contenu. En effet, l'urine que nous avons retirée hier par le cathéter est encore claire et limpide aujourd'hui, elle n'a donné lieu à aucun précipité. L'œil de la sonde avait puisé au milieu du liquide, il n'avait pas pénétré dans le dépôt. De plus, cette urine d'hier n'est pas encore ammoniacale, elle est acide. L'autre dégage de l'ammoniaque immédiatement après et probablement avant la miction; elle est de prime abord alcaline. Sous l'influence des acides nitrique et chlorhydrique, elle est le siége d'une effervescence vive, le trouble disparaît, les cristaux qui existaient un instant auparavant ne se retrouvent plus ou s'évanouissent sous le champ du microscope.

Le gonflement du pied gauche diminue, l'ecchymose persiste. La fièvre a cessé. La constipation se maintient. Lavement purgatif.

13 juin. Urines peu abondantes; envies extrêmement fréquentes d'uriner.

14 juin. Miction à tout instant. La respiration est moins gênée. Quelques râles muqueux à droite, sibilants à gauche, pas de fièvre.

Depuis deux jours fourmillements dans les orteils, soubresauts dans les jambes. La sensibilité et la myotilité sont dans le même état que les jours précédents. Une portion d'aliments.

15 juin. Fourmillements dans les pieds et élancements dans les membres inférieurs, soubresauts des tendons. Besoins fréquents et pressants d'uriner. Urines boueuses tenant en suspension des flocons frangés qui se déposent ensuite; on dirait des parcelles bien menues de gluten qui flottent dans du potage. Effervescence par l'acide nitrique ; fumées blanches par l'acide chlorhydrique, etc.; deux portions.

18 juin. Amélioration générale de tous les symptômes qu'il est inutile de répéter.

21 juin. Le malade se sent plus fort, il mange bien (4 portions), il a de la tendance à se remuer, à se mettre sur le côté ; je l'invite à rester immobile. Il garde un oreiller sous sa tête et sous ses épaules. Il n'a plus de fourmillements dans les pieds, mais toujours des douleurs, des élancements dans les cuisses. Il urine plus facilement et moins souvent, il n'a plus cette sensation d'un *bouchon qui sort du col vésical après un temps d'arrêt.*

30 juin. Depuis huit jours la quantité d'urine est normale, elle n'a plus d'odeur ammoniacale. Le dépôt y est beaucoup moins abondant qu'autrefois : Au commencement, en vingt-quatre heures, on en recueillait trois ou quatre verres à pied pleins, et aujourd'hui seulement le

quart de la capacité d'un des verres. Il a changé d'aspect ; il ressemblait d'abord à du gluten, petits flocons blanc-sale, maintenant à de la pâte d'Italie pilée, matière bien blanche, molle, onctueuse. Les cristaux vus au microscope sont restés les mêmes. Ils paraissent seulement plus volumineux.

La saillie de l'apophyse épineuse de la onzième dorsale, qui n'était pas visible à l'œil dans les premiers temps, mais qui se sentait avec le doigt, est aujourd'hui assez proéminente pour être aperçue immédiatement. On remarque aussi une légère flexion en avant de la colonne vertébrale. Quant aux apophyses transverses, elles sont plus palpables qu'à l'entrée du malade.

A partir de ce jour, tout se passe d'une façon régulière et la guérison se prépare. Les membres inférieurs deviennent de plus en plus solides ; leurs mouvements dans le lit sont plus sûrs. Enfin le malade se lève à la fin de juillet ; il essaye de faire quelques pas. La marche paraît assurée dans le courant du mois d'août, et il part pour l'Asile de Vincennes. Nous le revoyons à la fin de septembre n'ayant aucune difficulté à se diriger dans les rues ni même à supporter la fatigue ; il est disposé à reprendre son travail.

Cette importante observation, qui nous montre tant de particularités intéressantes sur lesquelles nous n'avons pas à insister, puisqu'elles rentrent dans la description générale, et qu'elles ne font que confirmer ce que nous avons dit ou ce que nous dirons, cette observation établit d'une façon claire et précise l'état de la sécrétion urinaire et nous débarrasse de quelques éléments hétérogènes qui pourraient, jusqu'à un certain point, obscurcir le sujet.

Nous voyons, en l'absence de rétention, les urines, peu abondantes dans les premiers jours, renfermer un dépôt de flocons flottants sous le moindre mouvement imprimé au vase qui les renferment.

Ces flocons d'aspect et de volume variables, généralement étoilés, existent tout formés dans la vessie, au fond de laquelle ils sont accumulés, de telle sorte que si l'on pratique le cathétérisme, on peut retirer une urine limpide et sans corps étranger, par ce fait que l'œil de la sonde n'a point plongé dans le bas-fonds de la vessie. Il m'a été facile de prouver la vérité de cette assertion chez le malade de l'observation précédente, qui n'avait qu'une paralysie incomplète, en le faisant uriner seul quelque temps après le cathétérisme. Le réservoir, se vidant alors tout à fait, rejetait avec les urines les parcelles solides qui avaient échappé à la sonde. J'avais déjà constaté un phénomène analogue dans l'observation de Brouzés (obs. VI). Une grande quantité de mucus mêlé avec des flocons étoilés s'était déposé au-dessous de l'urine, et si le cathéter pénétrait au milieu de la masse, aucun écoulement n'avait lieu d'abord ; nous le retirions plein de matières filantes qui l'obstruaient.

Il nous fallait ensuite exercer une vigoureuse pression sur l'hypogastre, pour en amener l'évacuation par l'instrument, tant elles étaient épaisses. Le précipité est donc tout constitué au bas-fonds de la vessie, et il ne se produit pas postérieurement à la miction; nous l'avons encore établi en conservant les urines *pures* retirées par le cathétérisme, et en les examinant vingt-quatre, puis quarante-huit heures après leur sortie. Dans cette expérience, elles restaient *acides* et *inodores*. A toutes les fois, au contraire, qu'elles arrivaient d'une façon ou d'une autre à l'extérieur mélangées au dépôt, elles étaient alcalines et ammoniacales.

Les flocons libres de mucus et de pus adhèrent sur les parois du vase, lorsqu'on déverse lentement l'urine qui les contient. On remarque alors qu'ils sont constitués par de petits cristaux dont quelques-uns sont visibles à l'œil nu. Pressés entre les doigts ils donnent la sensation d'un sable fin. Mis sous le champ du microscope, ils apparaissent sous la forme de très-beaux cristaux polyédriques. On rencontre des phosphates ammoniaco-magnésiens et des carbonates. Si l'on fait intervenir une goutte d'acide nitrique ou chlorhydrique, les polyèdres s'évanouissent instantanément. Cet effet était facile à prévoir, car lorsqu'on verse les mêmes acides dans un vase rempli d'urine avec le précipité en question, celui-ci se dissout; de plus, lorsque c'est l'acide azotique qui est employé, d'abondantes vapeurs blanches se dégagent.

Voilà les choses à leur plus grand état de simplicité. Mais si, au lieu d'examiner le dépôt floconneux pur, on examine les matières épaisses filantes ressemblant à du miel ou à une solution de gomme ou de gélatine qui sont bien plus communes, on éprouve un peu de difficulté à reconnaître les mêmes cristaux noyés, au milieu d'une quantité plus ou moins considérable de mucus et de pus.

Ainsi, en résumé, à la suite des fractures dorso-lombaires, les urines sont *rares* pendant les premiers jours; elles deviennent *ammoniacales* et *alcalines* dans la vessie; elles renferment, précipitées dans cet organe, une matière floconneuse ou filante composée de phosphates ammoniaco-magnésiens, de carbonate, de mucus et de pus.

Dans ces circonstances, qu'on se fonde sur l'anatomie pathologique des seules ruptures rachidiennes ou sur celle des maladies simples de la moelle, on arrive à conclure que cet état des urines indique nécessairement une affection (ordinairement compression) de l'axe spinal. Ré-

-sultat très-important pour le diagnostic de la fracture vertébrale et des altérations médullaires qui l'accompagnent.

Bien plus, l'alcalinité des urines suffit pour faire admettre une complication à la fracture ; mais il ne faut pas oublier, ainsi que l'établit Jaccoud, que leur acidité ne prouve nullement que la moelle soit intacte.

Tous ces changements de composition sont, au contraire, sous la dépendance des altérations médullaires ; certains sels comme les phosphates ammoniaco-magnésiens, par un effet encore inexpliqué, deviennent surabondants et se précipitent ; l'urée se transforme en carbonate d'ammoniaque, sous l'influence de la fermentation du mucus vésical qui est sécrété en quantité considérable, et la réaction alcaline se prononce par suite de la mise en liberté de l'ammoniaque.

L'urine normale ne renferme qu'un dixième de mucus vésical pour mille parties d'urine, et nous l'avons vu parfois porté au quart de la quantité totale. D'où vient cette hypersécrétion de la muqueuse ? est-elle le résultat des troubles de l'innervation ou de l'action qu'exercent sur elle, alors qu'elle a perdu l'intégrité de ses fonctions, des liquides de composition anomale ? Tout me porte à admettre cette dernière explication qui est en rapport avec les données ordinaires de la pathologie. N'est-il pas naturel, en effet, que des corps aussi irritants que l'ammoniaque et ses carbonates déterminent une inflammation vive de la muqueuse vésicale qui amène les sécrétions morbides de mucus et de pus. Cette inflammation n'est point invoquée pour les besoins de la cause ; tous les symptômes l'indiquent, et nous l'avons, en toutes circonstances favorables, constatée, après bien d'autres, à l'examen cadavérique.

La phlegmasie vésicale et sa cause, d'ailleurs, nous l'avons déjà fait remarquer, une action importante sur la marche de la paralysie, par la révulsion salutaire qu'elle exerce sur les radicules nerveuses qui se terminent dans la muqueuse.

Encore un mot sur la variété d'aspect des précipités vésicaux. Cette variété d'aspect dépend de la quantité plus ou moins grande de mucus et de pus qu'ils renferment. Moins il y a de mucus, plus le dépôt est caractéristique (forme floconneuse) ; il est pour ainsi dire alors pur de tout mélange, mais ce n'est pas le cas le plus commun. Ce genre de

10

précipité me semble lié au libre écoulement de l'urine, comme l'accumulation du mucus l'est à l'existence de la rétention. La sécrétion du mucus et du pus est, selon nous, sous l'influence de la cystite. Or, cette inflammation naît par le fait du contact prolongé d'une urine irritante avec la vessie; mais si la miction s'exécute à volonté, comme le besoin se fait fréquemment sentir, l'aiguillon inflammatoire est moins vif, et l'hypersécrétion moins active. Il est bien évident d'ailleurs que même dans les circonstances favorables où l'écoulement de l'urine est volontaire, il est difficile ou impossible de l'éviter absolument.

La marche des divers phénomènes qui sont en rapport avec la sécrétion urinaire est, en général, assez singulière. Les matières salines ammoniacales et muqueuses apparaissent dès le premier jour de la fracture; elles augmentent jusqu'au sixième et au huitième jours, et elles restent stationnaires pendant dix ou douze jours, pour diminuer ensuite. L'urine, qui a été rare pendant les trois premiers jours, et dont la présence dans la vessie n'est annoncée d'abord par aucun signe sensible, devient rapidement plus abondante, puis ultérieurement détermine, en agissant sur la muqueuse, la sensation du besoin d'uriner. Ce besoin devient pressant, et, vers la fin de la deuxième ou le commencement de la troisième semaine, l'incontinence remplace la rétention. Voilà la règle quand la maladie doit se terminer par la guérison. Mais cette règle pour être générale n'en comporte pas moins quelques exceptions. Il n'y a pas lieu de revenir ici sur ce sujet déjà traité.

Passons maintenant à l'examen des organes génitaux.

Érection. — On sait que l'érection est très-commune sous l'influence des lésions traumatiques de la moelle cervicale. Si l'on s'en rapporte aux observations d'Ollivier, d'Angers, elle est presque constante à leur suite. A mesure que l'on voit l'altération descendre dans la région dorsale, elle devient de moins en moins fréquente. Le même auteur note encore ce symptôme dans un cas de fracture de la quatrième dorsale (obs. 21), puis dans un autre de la septième et huitième dorsale (obs. 23); mais parmi les observations suivantes: 24, 25, 26, 27, 28, 29, 35, 36, 57, 58, qui ont trait à des solutions de continuité situées entre la dixième dorsale et la deuxième lombaire, l'érection n'est signalée qu'une seule fois dans la 27e, et encore les détails manquent. S'est-elle montrée au commencement ou à la fin de l'affection, était-elle permanente? On ne dit rien de tout cela. Il en est de même dans les observations 21 et 23, dont nous parlions tout à l'heure, et qui, par conséquent, sont loin d'être convaincantes. D'un autre côté, dans trente faits de fractures dorso-lombaires, dont vingt nous sont personnels, où ce phénomène a été recherché, il n'a pas été rencontré une seule fois. Par ces motifs que viennent corroborer les recherches antérieures aux nôtres, nous sommes donc fondés à dire que l'érection n'existe pas dans les fractures de la colonne dorso-lombaire. Dans les cas où elle se montre, néanmoins, elle doit être considérée comme un signe de *mauvais augure*, car elle ne dépend pas alors de la compression de la *partie inférieure de la moelle;* elle indique une myélite qui remonte dans la région cervicale.

Non-seulement la turgescence pathologique du pénis n'est point observée, mais l'érection normale est rare chez les sujets atteints de la lésion qui nous occupe. J'ai plusieurs fois interrogé sur ce point le malade de l'observation I.

Pendant les 21 premiers jours, il n'en éprouva pas la plus légère apparence, quoique dans ce laps de temps il reçût à plusieurs reprises et avec plaisir la visite de personnes du sexe, et en particulier de celle dont il avait acheté si cher les faveurs et dont il prisait tant la beauté. La puissance érectile lui revint en même temps que la faculté d'uriner volontairement.

Chez la chanteuse de notre observation VI, le rétablissement de cette fonction fut loin d'être aussi complet, puisque non-seulement la turgescence des tissus spongieux et le sentiment qu'elle fait naître ne reparurent pas, mais jusqu'à sa mort, qui arriva dix mois après la guérison de sa fracture du rachis, jamais, malgré ses souhaits ardents, elle ne put retrouver les sensations qu'elle avait autrefois connues. L'*impuissance physique* ne pouvant s'observer chez la femme, il lui resta l'*impuissance morale.* Elle n'en conçut pas moins pour la première fois et elle succomba, à la suite de son accouchement, d'une attaque d'éclampsie. Ce fait vient à l'appui de cette remarque de Jaccoud : Le défaut d'érection est un symptôme très-tenace qui survit, pendant un temps plus ou moins long, à tous les autres accidents. Pourquoi chez la chanteuse s'est-il ainsi prolongé? C'est, selon moi, parce qu'il lui était resté une anesthésie presque absolue de la vulve, même quand la sensibilité était rétablie partout ailleurs.

Dans ce fait me paraît être en effet le nœud de la question : L'érection est un phénomène d'action réflexe, dont le moteur est quelquefois d'abord central (cérébral), puis périphérique (pénien), mais qui est souvent primitivement périphérique. Quoi qu'il en soit, pour que le pouvoir réflexe puisse s'exercer, il faut que ses conducteurs aient conservé l'intégrité de leurs fonctions ; s'ils sont paralysés, on ne comprend pas que ces fonctions continuent à s'effectuer. Après la destruction du glosso-pharyngien et du lingual, après celle de l'olfactif, a-t-on vu quelquefois le goût et l'odorat intacts ? Pourquoi le sens génital et ses attributs survivraient-ils à leurs agents nécessaires ? Le goût et l'odorat n'ont pas plus que lui un simple effet local, si je puis ainsi dire ; ils développent comme lui des impressions générales. L'assimilation peut donc être jusqu'à un certain point faite. Chez l'homme que nous citions il n'y a qu'un instant, l'érection normale revient avec la sensibilité du canal, du gland, du pénis, des organes copulateurs en un mot. Si elle se produisait pendant l'existence de l'anesthésie, elle arriverait par le seul fait de l'altération des nerfs vaso-moteurs ou de leur source ; ce ne serait qu'une turgescence passive, un simple engorgement sanguin des vacuoles caverneuses ; mais les sensations *papillaires* premières qui en appellent la continuation et le complément, en réveillant le sentiment génital, ne pourraient l'accompagner si la sensibilité était anéantie.

Il faut bien distinguer en effet le désir volontaire, — le souhait de la jeune femme dont nous parlions tout à l'heure, — qui est raisonné, et le désir instinctif qui naît sous l'entraînement de sensations spéciales, les unes locales, les autres plus intimes, qui sont l'apanage, celles-ci du sens génital si bien compris par Gerdy. Il existe autant de différence entre ces deux sortes d'impulsions, qu'entre l'envie de manger d'un homme qui n'a pas faim, et celle d'un homme qui a une faim dévorante. Qu'on me passe cette comparaison qui rend bien ma pensée.

Nous devons nous demander maintenant ce que deviennent les fonctions de reproduction. Il est bien évident qu'il est impossible de répondre d'une manière absolue et générale à cette question : Tout dépendra de l'état de l'innervation de la moelle et des nerfs spéciaux

qui en tirent leur origine. — Dans certains cas, elles seront abolies,
dans d'autres elles se rétabliront. Je n'ai à démontrer que la deuxième
proposition, et je possède en effet par devers moi des observations qui
ne permettent pas le doute. D'abord, j'ai vu chez une femme (Muller,
obs. IX) une grossesse commencée avant l'existence de la rupture vertébrale continuer sans troubles ; chez deux autres, la menstruation, sus-
pendue pendant trois et quatre mois, reprit au bout de ce temps son cours
habituel. L'une d'elles devint enceinte quatre mois après la production,
environ un mois après la guérison de sa fracture rachidienne. Cependant,
ainsi que je l'ai déjà dit, car ce fait a été mentionné précédemment,
elle était atteinte d'une anesthésie persistante de la vulve et du clitoris,
et les sensations spéciales lui manquaient complétement. Les nerfs
qui animent ces deux derniers organes et ceux qui se rendent à l'ovaire
et à l'utérus sont en effet différents, et l'on comprend facilement qu'il
n'y ait pas de corrélation intime entre leurs fonctions. Mais il n'en serait
plus de même chez l'homme, car la turgescence du pénis est nécessaire
à la consommation de l'acte procréateur. Chez un des hommes affectés
de fracture vertébrale, soumis à mon observation, l'érection, d'abord impossible, reparut dans la troisième semaine avec la sensibilité de la verge,
du gland et du canal de l'urèthre. Sorti de l'hopital, au bout de trois mois
de séjour, après guérison complète, il affirme être devenu père d'un
enfant naturel. Je n'ignore pas que cette assertion prête à la contro-
verse, et soit fréquemment fort contestable. Il résulte pourtant de
mon interrogatoire très-minutieux, qu'elle était vraisemblable dans
l'espèce. J'ajoute que notre malade avait été affecté de paralysie de la
motilité des membres inférieurs, et qu'il en était guéri radicalement.
Laugier, dans sa thèse sur les lésions traumatiques de la moelle, cite un
cas semblable.

Si la preuve que je donnais à l'instant n'est pas suffisamment con-
vaincante, il en est une autre qui ne peut guère, ce me semble, soulever
d'objection sérieuse. Deux de nos hommes, et en particulier celui auquel je faisais allusion tout à l'heure, avaient des spermatozoaires parfaitement conformés et très-mobiles.

Les phénomènes qui se passent du côté des organes génitaux nous
fournissent seulement deux signes pronostiques de valeur réelle:
L'existence d'une érection *pathologique* indique une inflammation

myélique qui se généralise dans la *région cervicale* et est par conséquent un symptôme fâcheux. La réapparition de l'*érection normale*
annonce l'amélioration et même la *guérison* de l'affection médullaire.
La conservation ou le rétablissement des règles, ainsi que de la sécrétion spermatique, la conception, la constatation d'un sperme normal
doivent être considérés comme des indices favorables. Le défaut d'érection et l'anesthésie des parties génitales n'ont qu'une importance relative.

Phénomènes bronchiques. — J'ai déjà signalé, dans les premiers temps
de la solution de continuité, l'existence de phénomènes remarquables
de catarrhe traduits par des symptômes bronchiques considérables et
des signes stéthoscopiques fort accentués. C'est vers le sixième ou le
septième jour de la fracture qu'ils parviennent à leur apogée. Ils con-
sistent en une gêne notable de la respiration et même en violents accès
de suffocation. A l'auscultation, on entend, dans différentes parties de la
poitrine, des rhonchus variables depuis le râle muqueux jusqu'au râle
caverneux (obs. VI et XI). Chez la malade de l'observation VI, le gargouillement était tellement prononcé au sommet du poumon gauche,
que je crus, avec deux de mes collègues, à l'existence d'une phthisie
très-avancée et à la fin prochaine de la vie. Il n'en était rien, et, huit
jours après, tout bruit anormal était dissipé. Il se produit donc, au moment même où la sécrétion urinaire est profondément troublée, une
hypersécrétion de mucosités bronchiques. A quoi est-elle due, je ne
puis le dire, et je me contente d'appeler sur elle l'attention des observa-
teurs.

CHAPITRE V

MARCHE DE LA MALADIE. — TROIS PÉRIODES.

Je viens de décrire en détail tous les phénomènes qui peuvent servir
à établir le diagnostic et le pronostic des fractures dorso-lombaires. Tel
est le but de la symptomatologie. Il me reste à dire quelques mots de
leur marche, dont la connaissance conduit au même résultat pratique.
Selon que leur terminaison doit être favorable ou malheureuse, les

symptômes revêtent une physionomie différente, et la marche suit de bonne heure une voie opposée.

Nous avons déjà expliqué, chemin faisant, l'évolution symptomatologique. Mais nous n'avons pas pu accentuer les périodes; c'est ce qu'il nous reste à faire.

A moins que la mort ne soit rapide, nous voyons pendant les deux ou trois premiers jours se caractériser la paraplégie et les troubles urinaires.

A la fin du deuxième ou au commencement du troisième septénaire, quelquefois plus tôt, il survient de la fièvre, des phénomènes d'inflammation vers la moelle et de phlegmasie très-vive dans la vessie. Tous sont indiqués par des signes bien caractérisés.

A la suite, l'amélioration se prononce par la décroissance successive des symptômes locaux et généraux; ou inversement, l'aggravation se dessine par l'augmentation des accidents déjà existants et l'invasion de complications nouvelles, telles que les eschares sur les parties qui supportent le poids du corps.

Je distinguerais donc une première période d'une à deux semaines unique dans quelques cas graves, une deuxième période de transition, la plus importante, et une troisième de terminaison. Si l'on ne tenait compte que des phénomènes les plus saillants et les plus apparents, on pourrait désigner la période initiale sous le nom de *période de paralysie*, quoique la paralysie complète ne soit pas constante; la deuxième, sous celui de *période urinaire*, — période de réparation ou d'aggravation, — tant est grande l'importance du mode d'excrétion de l'urine; et la troisième, sous la dénomination de période de *consolidation*. Il nous suffira de revenir encore en quelques mots sur la deuxième.

Vers le quinzième jour ou un peu auparavant, rarement plus tard, à l'abolition de la sensation du besoin d'uriner succèdent des envies fréquentes, à la rétention d'urine, une sorte d'incontinence. La vessie est alors fortement revenue sur elle-même et rétractée; elle ne peut contenir qu'une faible quantité d'urine qui s'échappe sous la moindre secousse de toux. Il existe une cystite intense. Si l'on a l'occasion d'ouvrir la vessie à ce moment, on la trouve ratatinée derrière le pubis; ses parois sont dures et épaisses. Sa membrane interne est rutilante.

Les vaisseaux environnants, autour du col surtout, sont fortement congestionnés.

C'est l'époque décisive de la situation.

Le malade urine seul, il n'a plus besoin d'être sondé. A chaque instant, une miction douloureuse, irrésistible, s'exécute involontairement. Qu'on ne confonde pas cette incontinence avec l'incontinence par regorgement. D'un côté, la vessie n'est plus qu'un réservoir presque inerte, sans énergie vitale; de l'autre, c'est un organe dont la vitalité est surexcitée et stimulée par l'irritation. Loin de manquer de ressort, elle est spasmodiquement contractée.

Elle est le point de départ d'un mouvement réactionnel capital, mais elle n'y participe pas seule. Si la fièvre n'a pas déjà fait son apparition, elle s'allume en même temps que la miction devient pressante. Elle est pourtant en général modérée, et elle passe même parfois inaperçue. Si elle est vive, on doit avoir des craintes sérieuses.

Jusque-là le malade avait à peine ressenti, qu'il ait été ou non complétement paralysé du sentiment et du mouvement, des élancements passagers et rares dans les membres inférieurs. Ces élancements augmentent ou surgissent pour la première fois; puis les douleurs fulgurantes, les soubresauts des tendons alternent entre eux ou existent simultanément; l'engourdissement de quelque partie est accusée; la sensibilité tactile renaît si elle était éteinte. Elle gagne de haut en bas le tronc, les organes génitaux, les jambes. Certaines fonctions se rétablissent, l'érection devient possible. La motilité n'est plus que très-affaiblie; les muscles vont recouvrer la faculté de se contracter, le malade soulèvera bientôt ses membres de son lit. La paraplégie disparaîtra, et les mouvements volontaires seront enfin en partie restitués; plus tard, ils le seront complétement et d'une façon définitive. Voilà comment les choses se passent lorsque la terminaison doit être heureuse. Le progrès marchera désormais d'un pas sûr. Cette succession de phénomènes favorables indique d'ailleurs clairement que la coaptation des fragments existe, signe de la plus haute importance, et que la consolidation sera rapide. Dans ces conditions, en effet, la soudure des deux parties du corps vertébral est plus vite constituée que celle du fémur. Au bout de cinquante à soixante jours, le blessé pourra déjà essayer ses forces, et la guérison se complètera rapidement. Dans deux cas, où les malades se rétablirent tout à fait et où la paralysie disparut absolument, j'ai rencontré un phénomène remarquable qui ne doit point être rare, ce me semble, en pareilles circonstances. Les sujets des observations VI et XII, qui marchaient d'habitude très-librement, éprouvaient une certaine incertitude des mouvements, un tremblement léger des membres inférieurs ou un temps d'arrêt dans la locomotion, sous l'influence d'une vive émotion, comme celle qui est suscitée par la crainte d'être, en traversant une rue, écrasés sous la roue d'une voiture rapidement emportée. Je signale cet exemple, parce que c'est le seul qui m'ait été indiqué. En effet, toute impression ne suffisait pas chez nos malades pour amener ce résultat, puisque Brouzès (obs. VI), qui était obligée de chanter en public, n'éprouvait aucun phénomène semblable aux précédents en montant sur le théâtre. Cette différence tenait probablement à une affaire d'habitude et de degré dans l'excitation. La moelle paraît donc pouvoir, même lorsque la guérison est parfaite, conserver une certaine *impressionnabilité*. Ce fait n'a rien qui doive étonner, loin de là; mais il n'indique nullement un état morbide, car il existe quelquefois de la même façon chez des personnes nerveuses, dont le rachis et l'axe médullaire sont et ont toujours été indemnes de toute lésion. Voici une des observations sus-mentionnées.

OBSERVATION XII. — *Chute sur les pieds d'un deuxième étage.* — *Perte de connaissance.* — *Paraplégie incomplète.* — *Déformation dorso-lombaire.* — *Quadruple saillie des apophyses épineuse et transverse.* — *Avortement.* — *Hématro-péritonite.* — *Troubles des urines.* — *Marche favorable.* — *Guérison complète.* — *Tremblements passagers des membres inférieurs.*

Le 16 août 1862, la nommée Constance Godet, âgée de vingt huit ans, tombe de la hauteur d'un deuxième étage, et elle perd connaissance. Elle ne sait comment elle a touché le sol, mais tout nous conduit à croire, après examen, que ce sont les pieds qui ont porté les premiers. La connaissance revenue, la malade se plaint d'une forte douleur *de reins*. On trouve dans la région lombaire-dorsale une tuméfaction considérable des parties molles qui s'étend du sacrum à la huitième dorsale. Mais à travers cet empâtement dû à une infiltration sanguine, on sent manifestement une saillie dure, formée vraisemblablement par une ou plusieurs apophyses épineuses. Sentiment de lassitude et d'endolorissement dans les jambes, et particulièrement au niveau des articulations tibio-tarsiennes. Les membres supérieurs ont conservé leurs mouvements; les inférieurs sont complétement paralysés.

17 août. Constance est enceinte de six mois et demi. Elle n'a pas été à la selle et elle urine ce matin pour la première fois depuis sa chute.

20 août. Une vaste ecchymose a envahi les deux jambes et surtout les pieds. Dans la région lombo-dorsale, on reconnaît sur la ligne médiane deux apophyses épineuses fort proéminentes et séparées l'une de l'autre par un intervalle qui n'a pas moins de quatre travers de doigt. Ces apophyses occupent le sommet de deux angles très-obtus, bien entendu, qui ont un côté com

11

mun. Elles semblent, vu leur éloignement, appartenir à la onzième dorsale et à la deuxième lombaire, de sorte qu'il paraîtrait y avoir une double fracture, un double écrasement de vertèbres (de la onzième et de la douzième). Il n'en est rien pourtant, et c'est une simple apparence ; car entre les proéminentes on ne sent aucune épineuse. A 3 centimètres de la ligne médiane, on rencontre, au contraire, deux saillies représentant les apophyses transverses de la douzième dorsale. Donc, fracture par écrasement de la douzième dorsale avec luxation des articulaires.

21 août. Les urines ont continué à être peu abondantes, et elles laissent déposer une matière filante et visqueuse. La miction est assez facile. La sensibilité tactile est conservée partout. La malade commence à éprouver des douleurs dans le ventre.

23 août. Elle met au monde un enfant qui vit quarante-huit heures.

26 août. Elle est prise d'une métro-péritonite, dont elle est complétement rétablie le 11 septembre. Pendant cette période de seize jours, elle est restée immobile sur son lit avec deux oreillers sous les épaules.

Sur les quatre saillies médianes et latérales que nous avons indiquées, la peau passe en bridant. Si on la déprime dans le quadrilatère qu'elles circonscrivent, on ne touche aucune partie solide.

A partir du 12 septembre, aucun phénomène important à noter. La malade remue latéralement ses jambes dans son lit, mais elle les soulève à peine encore. Elle reste dans le décubitus dorsal. Elle se lève au commencement d'octobre et se soutient debout sur les membres inférieurs.

Au 1er novembre, toutes ses fonctions s'exécutent naturellement ; elle marche facilement un peu courbée en avant, mais la déformation lombaire est presque inappréciable à la vue quand la malade est habillée.

Constance est absolument guérie, elle reprend peu à peu ses occupations ordinaires, elle marche très-librement. Elle se plaint seulement d'être moins sûre d'elle, lorsqu'elle veut passer au milieu de la foule ou d'un encombrement. Si elle veut traverser une rue et qu'elle aperçoive une voiture arriver rapidement, elle a peur, et est prise d'un léger tremblement des jambes.

Combien de temps ce trouble insignifiant de la motilité persiste-t-il ? Il m'est impossible de répondre à cette question actuellement. Il faudrait revoir les malades guéris depuis longtemps.

Telle est la marche de l'affection lorsque la guérison est absolue, mais il n'en est pas toujours de même. Et tout en échappant à la mort, le malade peut rester infirme, et quand la terminaison doit être fâcheuse, les symptômes de méningite et de myélite dont nous voyions tout à l'heure les traces prennent de l'accroissement ; l'inflammation des membranes et de la moelle de circonscrite devient générale, de superficielle profonde. En remontant vers les régions supérieures, vers le mésocéphale, elle va enrayer le jeu des fonctions nécessaires à la vie ; ou en désorganisant l'axe rachidien dans toute ou la plus grande partie de son épaisseur, elle détermine une affection incurable qui emporte le malade dans un laps de temps généralement assez court par le fait des complications nouvelles qui vont surgir, ou lui inflige, au moins, une paraplégie plus ou moins complète qui ne l'abandonnera plus. Mais combien cette existence durera-t-elle et par quelles péripéties sera-t-elle ballottée !!

Si l'inflammation méningo-médullaire est étendue ou profonde, si l'action nerveuse est interrompue, dès le premier mois il se forme des eschares dans les points qui supportent le poids du corps et particulièrement au siége.

Ces gangrènes sont capables elles-mêmes, par la débilité qu'amène leur suppuration, de provoquer la terminaison funeste dans le marasme, ou de donner naissance à une méningite suppurée qui, partie du sacrum lui-même et suivant les cordons nerveux, causera une mort rapide. Cependant cette mortification des tissus n'indique pas nécessairement une affection irrémédiable de la moelle, et la réparation est possible. Si elle guérit, la motilité, déjà en partie revenue, peut encore se rétablir tout à fait avec une grande lenteur. Ollivier cite le cas de ce tonnelier qui, un an après son accident, reprit son métier. (Obs. 35.)

Ce résultat est incontestablement exceptionnel. Ordinairement arrivé à cette période, le malade maigrit, son appétit se perd, il prend une teinte terreuse et toutes ses fonctions languissent jusqu'à l'issue fatale.

L'exemple que nous citions tout à l'heure, l'anatomie pathologique si bien étudiée dans ces derniers temps nous démontrent que, même après un ramollissement limité, mais entamant une certaine épaisseur de la moelle, par conséquent après une destruction aussi mince que l'on voudra de cet organe, on ne doit pas absolument désespérer d'un travail de reconstitution. Les tubes malades peuvent donc guérir, de nouveaux peuvent se former pour rétablir l'innervation.

L'espace de temps qui s'écoule, depuis l'accident jusqu'à la terminaison funeste, est fort variable. Parfois il est très-court, de quelques heures à quelques jours. La mort est alors la suite de la commotion générale que subit aussi bien le système vasculaire que les centres nerveux cérébro-spinal et ganglionnaire, et notre IVe observation nous offre un spécimen de ce genre, d'autres fois elle dépend de la violence exercée sur un viscère important.

Les premiers dangers conjurés, la durée se prolonge du trentième au quarantième jour et quelquefois du quatre-vingt-dixième au centième.

Cette diversité de marche s'explique ordinairement par la gravité même des lésions qui accompagnent la maladie principale, mais quand celle-ci se prolonge au delà de certaines limites, l'issue fâcheuse doit être attribuée à des complications consécutives. Il y a également quelquefois à tenir compte des soins plus ou moins bien entendus donnés au blessé.

Dans les observations d'Ollivier, nous trouvons trois sujets qui succombèrent du quatrième au dixième jour ; six du trentième au soixantième jour ; un après trois mois et demi. J'ai vu mourir deux blessés au bout de trois jours, un autre au bout de douze jours, et un troisième au bout de quinze jours. Le sujet de ma V° observation périt à la fin du troisième mois.

CHAPITRE VI

DIAGNOSTIC.

Les longues dissertations dans lesquelles nous sommes entré à propos de la symptomatologie nous dispenseront de parler en détail du diagnostic des fractures indirectes de la colonne dorso-lombaire.

Il est dans la grande majorité des cas facile.

Ainsi à la suite d'une chute sur les pieds, sur les fesses, parfois sur le tronc, ou après un choc sur la partie postérieure du rachis, un individu est frappé de paraplégie avec rétention d'urine et constipation ; il se plaint d'une douleur aiguë dans les reins ; la ligne épineuse est le siége d'une déformation, d'une saillie angulaire : il n'y a pas place pour le doute, car ces quelques mots traduisent une série de phénomènes caractéristiques. En leur présence, le diagnostic est aussi précis que celui d'une fracture de l'extrémité inférieure du radius en face d'une déformation *dos de fourchette* du poignet, survenue à la suite d'une chute sur la paume de la main.

Mais tous les symptômes ne sont pas constamment réunis, quoique leur existence simultanée soit bien fréquente. Par exemple, un blessé tombé d'un deuxième ou d'un troisième étage sur les extrémités inférieures, se trouve dans l'impossibilité de marcher, quoique ses membres paraissent valides ; y a-t-il lieu à hésiter ? je ne le pense pas.

OBSERVATION XIII. — Un jeune homme de vingt-trois ans, Plumereau Joseph, maçon, vient me consulter à Poitiers, le 8 mars 1866, pour une certaine gêne qu'il éprouve dans les mouvements des jambes. Il marche pourtant avec quelque aisance, à l'aide d'un bâton. Il m'apprend qu'il y a trois mois il est tombé sur les pieds, du haut de la mairie de Loudun, qu'il était en train de bâtir. Sans plus ample informé, je lui déclare qu'il a eu une fracture de la colonne vertébrale *au niveau des reins* et qu'il recouvrera vraisemblablement la facilité de ses mouvements. Entrant alors dans les détails de l'examen et de l'interrogatoire, je reconnais une saillie angulaire de la douzième apophyse épineuse dorsale, le redressement de la concavité lombaire et une courbure latérale de la colonne avec convexité à gauche. Le malade n'avait pas perdu connaissance au moment de l'accident, mais il avait été paralysé des deux jambes; plus tard il avait ressenti dans ses deux membres des fourmillements, des engourdissements, etc., et la motilité avait reparu. Depuis le 8 mars, j'ai vu confirmer mon opinion par les renseignements que m'ont fournis mes deux honorables confrères MM. Samuel Doucet et Alfred Jamet, qui ont soigné Plumereau à l'hôpital de Loudun.

Le fait bien établi d'une chute d'un lieu élevé sur les pieds avec ou sans solution de continuité des jambes est donc déjà une présomption de fracture dorso-lombaire. — Il n'est pas nécessaire, pour se prononcer en faveur de cette lésion, qu'il y ait *en même temps* paraplégie et déformation. La douleur fixe aiguë dans les reins réunie à l'un de ces symptômes suffit pour permettre de nettement préciser le diagnostic. Il est quelquefois possible, même sans avoir constaté ni la paraplégie ni la déformation, de reconnaître la lésion. C'est ce qui est arrivé pour Belzacq, observation IV. Sans doute la motilité de ses jambes était fort affaiblie, mais les affreuses blessures qu'elle y portait étaient assez profondes et assez douloureuses pour expliquer la difficulté qu'elle avait à les mouvoir, sans faire intervenir la paralysie. Malheureusement on ne sait pas toujours comment s'est effectuée la chute, et elle est souvent compliquée d'incidents divers qui obscurcissent la situation. Cependant certains signes locaux peuvent encore mettre sur la voie du genre de violence subie.

La *déformation sans paraplégie*, ou plutôt avec paraplégie incomplète, et la *paraplégie sans déformation*, prises isolément, sont assez caractéristiques en général, pour que la distinction de la fracture rachidienne avec les lésions capables de la simuler soit d'une grande simplicité.

Diagnostic par la déformation. Quelle affection peut indiquer la saillie angulaire des épineuses, saillie brusquement produite à la suite d'une violence extérieure quelconque ? Une *fracture*, une *luxation*, un *mal de Pott.*

Je laisse de côté le *mal de Pott.* Pour confondre cette maladie essentiellement chronique avec la rupture instantanée d'une vertèbre, il faudrait arriver à une époque éloignée du début et ajouter une foi aveugle aux récits souvent mensongers, presque toujours trompeurs, qu'inventent les malades à propos de leurs difformités. Les chirurgiens savent que ces malheureux rapportent tous leurs maux à une cause accidentelle qui en est bien innocente. Admettra-t-on la possibilité de la chute de l'un d'eux arrivant juste au moment où le travail souterrain a assez creusé quelques-uns de ses corps vertébraux, pour que la colonne de sustentation s'écroule sous le moindre choc ou sous un choc médiocre (observation de Mayer, de Vurzbourg, 1846). Un lourd fardeau viendra-t-il fléchir un rachis qui aurait résisté longtemps encore à la mine destructive (carie, nécrose, ou tubercule) ? soit ; acceptons ces coïncidences extrêmement rares. Mais sachons que l'état général du malade constamment mauvais dans le cas de mal de Pott, que des symptômes antécédents ou concomitants permettront toujours de redresser, sans peine, une erreur que l'inadvertance seule et la crédulité feraient commettre.

S'agit-il d'une *fracture* ou d'une *luxation* ? La réponse pourrait paraître plus difficile, dans des circonstance particulières, si nous ne possédions des données générales positives autorisant toujours une conclusion péremptoire.

D'abord il est reconnu qu'on a bien rarement observé de luxation vertébrale simple de la colonne dorso-lombaire. Mon excellent maître, le professeur Richet, dit : Jamais (1).

« Il a pu rassembler *huit* observations qui ne sont *à proprement parler, une peut-être excepté, que des fractures avec déplacements.* » Ce fait *accepté* appartient à Charles Bell ; « il est très-écourté et d'ailleurs en » même temps que la luxation on remarquait une lame osseuse arra- » chée. » M. Richet le considère comme n'ayant aucune valeur proba-

(1) Richet, *Luxations traumatiques du rachis* (thèse d'agrégation. Paris, 1851).

toire. J'ai cru un instant avoir rencontré à l'Hôtel-Dieu de Poitiers, dans le service de mon collègue M. Guérineau, une véritable luxation de la colonne dorsale, mais cette croyance, qui aurait besoin pour se former de preuves réellement convaincantes, est tombée devant un examen sérieux de la pièce anatomique. La quatrième dorsale avait pris un aspect cunéiforme. Le disque fibreux qui était attaché au troisième corps semblait avoir été décollé de la face supérieure du quatrième, ce dernier avait été projeté en arrière avec la portion inférieure de la colonne à laquelle il attenait; ou, si l'on veut, la section supérieure du rachis chevauchait en avant sur l'inférieure, de sorte que le bord supérieur et postérieur du quatrième corps vertébral faisait dans le canal une saillie de 13 millimètres qui écrasait la moelle. Il me fut facile de vérifier que la face supérieure de cette vertèbre cunéiforme n'était point articulaire, mais qu'elle constituait l'une des lèvres de la solution de continuité. La vertèbre avait été le siége d'une fracture oblique qui l'avait divisée, comme à l'ordinaire, en deux fragments très-inégaux. Le plus petit avait été résorbée presque entièrement, il ne restait que le rebord du disque osseux, mais il restait comme attestation certaine du genre d'altération. Je produis cet exemple négatif pour démontrer que, dans quelques cas, il faut une attention soutenue pour se prononcer sur la nature d'une lésion vertébrale, et qu'un examen superficiel, vu la facilité de résorption du tissu spongieux, pourrait faire admettre des exceptions controuvées.

Cependant, M. Melchiori cite deux luxations en avant, l'une de la dixième dorsale, l'autre de la sixième sans fracture d'aucune sorte. Elles paraissent à Malgaigne suffisamment établies. Ce sont, en tous cas, à notre connaissance, les deux seuls faits authentiques de luxation dorso-lombaire. Cette rareté, au moins excessive, permet d'être plus hardi que ne le voudrait Malgaigne, quand il est question de distinguer sur le vivant une fracture dorso-lombaire d'une luxation.

Il est vrai que le célèbre professeur range parmi les luxations en avant quatre cas de solution de continuité vertébrale avec déplacement des arthrodies latérales. Il me semble, au contraire, préférable avec la plupart des auteurs de rapporter aux fractures toute rupture du corps rachidien, qu'il y ait ou non déplacement des apophyses articulaires, par cette raison que la disjonction passagère de ces dernières est un temps préparatoire de la fracture par flexion en avant, la plus commune de toutes, et qu'elle se réduit souvent par le simple redressement du rachis, tandis que la solution de continuité qu'elle complète est définitive. D'un autre côté, la fracture a fréquemment lieu sans luxation permanente ; et la luxation n'est *presque jamais* simple.

Là, comme ailleurs, le diagnostic doit donc toujours être porté suivant la *règle générale*.

Diagnostic par la paraplégie. — Le seul symptôme apparent est la *paraplégie*. A quelle affection doit-il donner à penser ? Nous n'avons bien entendu à nous occuper que des paraplégies traumatiques, survenues à la suite d'une violence quelconque. La *hauteur* de la paralysie *désigne* le siége précis de la lésion médullaire. Nous supposons donc le cas d'une altération dorso-lombaire.

La paralysie a frappé la sensibilité et le mouvement, elle est complète ou incomplète. Elle ne peut tenir qu'à une rupture de la moelle, à un écrasement ou à un pincement, à une compression osseuse ou sanguine, à un tiraillement, à une commotion de la moelle. La plupart de ces lésions n'existent guère sans solution de continuité de vertèbre. — Il y aura lieu tout à l'heure de chercher à prévoir quelle est celle qui détermine le symptôme observé. Habituellement on rencontre dans la région lombaire *du gonflement, une ecchymose.* — Nous n'avons jamais manqué d'observer une *douleur spontanée* en un point fixe de la colonne, douleur augmentée par la percussion directe sur les apophyses épineuses voisines et la pression sur les épaules. D'un autre côté, le mécanisme de la chute est parfois connu avec précision, ou par des indices fort probables — On sait toute la valeur de ce renseignement. — Enfin, en fléchissant la colonne en avant, on arrive, dans quelques cas, à produire un écartement entre deux apophyses épineuses. Cette manœuvre ne réussit pas cependant dans les fractures par flexion en arrière et dans certaines fractures par écrasement, alors que les ligaments postérieurs sont conservés. Mais, je le répète, l'existence d'une paraplégie traumatique persistante, pendant quelques jours, en l'absence même de tout autre signe, plaide tellement en faveur d'une rupture vertébrale, qu'en sa présence nous devons nous conduire comme si la démonstration était absolue. — Cette manière d'envisager la question est tout à fait rationnelle, quand la paralysie atteint en même temps la sensibilité et la motilité, mais elle est irrévocablement vraie et imposée en quelque sorte, lorsque le mouvement est aboli *isolément*. A quelle cause en effet rapporter cette action circonscrite, si ce n'est à une *compression osseuse*, et parconséquent à une *fracture?*

Nous ne nous sommes servis jusqu'ici pour le diagnostic que des premiers symptômes, plus tard il s'en montre d'autres vers les membres inférieurs (élancements, soubresauts) et vers la vessie (cystite, troubles des urines) qui sont d'un grand secours, non-seulement pour fixer la nature de la lésion de l'enveloppe, mais celle du contenu.

La fracture du corps est parfois accompagnée d'une fracture des lames ou des apophyses épineuses. Cette complication assez peu commune est facile à déceler par des signes directs *mobilité anormale* de ces parties, *crépitation, déformation spéciale.*

Cette déformation donnera-t-elle parfois à penser à une rupture du corps vertébral lui-même? Hippocrate admet la possibilité de cette méprise. « Quand une ou plusieurs des éminences osseuses ont été » fracturées avec force, dit-il, il y a dans l'endroit de la fracture une » dépression qui en impose, ou peut faire croire à une luxation des » vertèbres en avant. » Cependant la dépression, souvent assez limitée que l'on rencontre au niveau de la solution de continuité, ne ressemble guère à celle qui est observée dans les *fractures du corps vertébral avec luxation.* L'*enfoncement apparent* dépend alors de l'éloignement énorme de deux épineuses et de leur saillie considérable. Il est, du reste, circonscrit par quatre *apophyses*, dont le soulèvement tend nécessairement la peau en passant sur elles.

Du diagnostic des complications médullaires. — Il ne suffit pas de savoir qu'il y a fracture du rachis, il est nécessaire de connaître l'altération de la moelle pour arriver à un pronostic raisonné et sûr. Ce nouveau diagnostic, aussi important que le premier, est *plus difficile,* cependant il est permis aujourd'hui, dans *beaucoup de cas,* de le préciser. Il faudrait distinguer d'abord la commotion, le tiraillement, la compression limitée ou périphérique, osseuse ou sanguine de l'axe nerveux; plus tard la transition de ces lésions primitives aux lésions consécutives, et enfin les inflammations profondes, les phlegmasies circonscrites des phlegmasies étendues de la moelle. Néanmoins, nous ne chercherons pas à comparer, chacune à chacune, ces différentes variétés

12

de lésions, d'autant plus que leur distinction n'est pas toujours possible. Certains phénomènes accessoires, les commémoratifs, la connaissance des causes efficientes et du mécanisme de la fracture, sa marche, permettront parfois de l'établir. Mais c'est par le raisonnement qu'on y arrivera, et non par des signes palpables. Or, nous ne devons pas entrer dans des détails aussi subtils qui varient en chaque cas particulier. Ce qui nous importe au point de vue pratique, c'est de savoir si la moelle est intacte, comprimée ou désorganisée.

1° *La moelle est-elle intacte?* Si la paraplégie n'existe pas, il n'y a pas de doute à avoir, l'axe nerveux a conservé son intégrité. Mais de ce qu'il y a paraplégie complète ou incomplète, il n'en résulte pas forcément que cet organe soit comprimé ou désorganisé. Il peut exister une simple *commotion.* Nous devons pourtant, tout de suite, nous mettre en garde contre la fréquence de cet accident. Ollivier, d'Angers, lui rapporte la plupart des paraplégies qu'il a observées à la suite des solutions de continuité rachidiennes ; mais, après analyse, il est facile de voir que presque toutes dépendent au contraire de la compression sanguine ou osseuse. Pour s'en convaincre, il suffit de peser la définition de la commotion et d'examiner les faits qui lui sont attribués. « Les phénomènes qui la caractérisent se produisent soudainement et » sont portés de suite à leur plus haut degré d'intensité. Le blessé perd » connaissance, il tombe paralysé des quatre membres, du sentiment » comme du mouvement....

» Lorsqu'il y a eu diffusion de la lésion, commotion réelle, ces sym- » ptômes disparaissent au bout de quelques jours, quelquefois même » très-peu de temps après l'accident....» (Nélaton, *Pathol. chirurg.*)

Voilà, en effet, ce qui se passe dans les secousses violentes qui accompagnent souvent les fractures du rachis. Aussi voit-on habituellement la résolution des membres, la perte de connaissance, n'avoir qu'une durée éphémère, et la paralysie se localiser dans les régions animées par la portion de moelle située au-dessus de la fracture. Dans des cas semblables, cette dernière sera évidemment due à la compression ou au tiraillement de l'axe spinal ou des nerfs qui en naissent. A ce propos, je dois dire que les auteurs du Compendium de chirurgie admettent que la *commotion* est souvent constituée par un *tiraillement* exercé sur les racines nerveuses et la queue de cheval, et ne lui reconnaissent qu'une simple *analogie causale* avec la commotion cérébrale. — La ressemblance anatomo-pathologique leur paraît devoir être écartée. — C'est aussi à peu près la manière de voir d'Ollivier. Soit; mais alors il s'agit d'une désorganisation véritable des tissus nerveux, dont le mode de production n'est pas facile à établir. Aussi MM. Denonvilliers et Gosselin déclarent-ils « que s'ils trouvent quelque déformation » locale indiquant une solution de continuité ou un déplacement des » vertèbres, ils pensent que les désordres se rattachent à une com- » pression ou à une contusion de la moelle ».

Il peut être quelquefois prudent de suspendre son jugement définitif dans les premiers moments qui suivent l'accident, après une chute sur les fesses; mais après une chute sur le tronc, sur le dos, portant principalement sur la convexité dorsale et sur la convexité sacrée, est-il possible avec la commotion de concevoir cette délimitation exacte de paraplégie? Il n'y a plus à y songer, si celle-ci survient au bout de quelques heures ou de deux ou trois jours, comme cela se voit chez la malade de notre observation VI; car l'apparition de la commotion est toujours immédiate, tandis que la compression, au contraire, peut se développer graduellement et augmenter d'instant en instant, à mesure que la cause se produit ou s'exagère, qu'elle dépende d'une irruption du sang dans le canal rachidien ou d'un changement de rapport entre les deux fragments de la vertèbre brisée.

Nous avons observé un exemple de commotion, en 1864, à l'hôpital de la Faculté. Il a été considéré comme un type par l'éminent professeur Nélaton, qui en a fait le sujet d'une leçon clinique.

Pour donner une idée exacte de la manière dont nous comprenons la *commotion*, je ne puis mieux faire que de transcrire ici une page de l'observation. Une heure après l'accident, la malade est à l'hôpital, « pâle, exsangue, glacée, sans pouls, presque sans vie. Les battements » du cœur sont lents et à peine perceptibles. On entend deux ou trois » bruits faibles, puis interruption. La respiration est rare et super- » ficielle. La sensibilité est obtuse. La mobilité n'est pas tout à fait » abolie, elle est engourdie dans les membres supérieurs, comme dans » les inférieurs. Il est bien entendu que ni dans les bras, ni dans les » jambes il n'y a de mouvements de totalité, mais seulement de bien » légers déplacements latéraux par rotation et des contractions partielles.

« La malade a sa connaissance, elle parle très-bas, il est vrai. Elle a
» une volonté. Elle accepte ou refuse ce qu'on lui offre. Ce n'est donc
» pas une commotion cérébrale, mais une commotion générale, un
» ébranlement nerveux énorme, un anéantissement de la circula-
» tion. »

La commotion frappe en effet aussi bien le système circulatoire
que le système nerveux, elle atteint l'arbre médullaire tout entier, elle
est passagère. Lors donc qu'il existe une paraplégie même incomplète
circonscrite à la sphère du renflement lombaire, qu'elle se prolonge au
delà de deux ou trois jours, il faut songer à la compression ou à la désorganisation de la moelle.

La moelle *est-elle comprimée, est-elle désorganisée ?* La distinction de
la compression et de la désorganisation d'avec la commotion ou l'état
sain de l'axe spinal ne présente pas de difficulté réelle, ainsi que nous
venons de le voir. Mais quand il s'agit de différencier la compression
et la désorganisation, il est nécessaire d'y regarder de plus près.

L'une et l'autre ont cependant leur degré et une *légère compression*
de la moelle un *simple contact osseux* ne sera pas confondu avec une *destruction* de toute l'épaisseur de la moelle. Car — pour les séparer immédiatement — je ferai observer que le simple contact, la *tangence*
amène seulement l'abolition d'une des fonctions de la moelle, presque
toujours, sinon toujours celles de la motilité, tandis que la désorganisation complète anéantit en même temps le sentiment et le mouvement.
D'un autre côté, les actions réflexes sont beaucoup moins énergiques
dans le premier cas que dans le second, sauf en une circonstance, quand
le segment inférieur n'est pas séparé seulement du reste de l'axe spinal,
mais tout à fait détruit.

Voilà la distinction la plus importante au point de vue du pronostic,
car lorsque la moelle est étreinte dans toute sa périphérie, ou plutôt,
ce qui revient au même au fond, entre une pression en avant et une
pression en arrière, ou lorsque la moelle est broyée par une cause ou
par une autre, la destruction existe, il importe peu d'en reconnaître le
mécanisme. Cependant, si l'on désire arriver à une notion plus ou moins
exacte de la vérité, on ne sera plus guidé par des signes directs, ils sont
identiques de part et d'autre, mais par des symptômes de voisinage. Il
s'agira d'apprécier, par le degré de déformation osseuse, par l'étendue

probable du chevauchement, si le canal vertébral a assez perdu de son calibre pour ne plus pouvoir contenir la moelle.

Des complications consécutives.

Nous avons dit à plusieurs reprises que la *marche* des phénomènes qui se déroulent d'un jour à l'autre sous les yeux de l'observateur l'éclaireront progressivement sur la nature des complications immédiates. Nous n'insisterons pas de nouveau, mais nous ajouterons qu'elle sera le guide le plus sûr pour parvenir à la connaissance des *complications consécutives*. Et d'abord, l'inflammation superficielle circonscrite des méninges et de la moelle ne sera pas confondue avec le ramollissement profond localisé et encore moins avec le ramollissement étendu, pas plus qu'avec la méningo-myélite diffuse suppurative. Outre l'intensité fort différente des symptômes et leur variété, leur diminution rapide dans un cas, suivie de phénomènes essentiellement favorables, et dans l'autre leur aggravation progressive et leur extension ascendante fort bien traduite par les symptômes, les phénomènes qui surgiront seront assez tranchés pour ne pas laisser de doute. Ainsi, par exemple, l'apparition soudaine de l'*érection pathologique* montrera le ramollissement atteignant la région cervicale.

Pour ce qui est du ramollissement localisé, l'*énergie toujours croissante de l'action réflexe* permettra de suivre pas à pas les progrès du mal. Mais nous ne nous étendrons pas davantage sur ce sujet, car nous entrons dans le domaine de la clinique médicale, et nous serions obligé, en continuant, d'abandonner les généralités pour exposer certains détails exigeant des développements par trop étendus et faciles à suppléer.

Les études qui précèdent établissent, il me semble, que les auteurs ont exagéré jusqu'ici les difficultés de reconnaître une fracture vertébrale. Elles prouvent qu'un examen approfondi des phénomènes grands et petits, qui passent d'instant en instant sous les yeux de l'observateur, conduit à la connaissance certaine de la lésion.

Nous allons voir maintenant que la chirurgie moderne est appelée aussi à réformer le pronostic.

CHAPITRE VII.

PRONOSTIC.

Les auteurs sont unanimes pour déclarer qu'il est extrêmement grave; quelques-uns même semblent douter de la possibilité de la guérison. Et parmi ces derniers, il faut citer des autorités telles que Astley Cooper et Boyer.

Boyer s'exprime ainsi : « Le pronostic des fractures des vertèbres ne » peut être que très-fâcheux, plutôt par rapport aux accidents funestes » qui les accompagnent le plus souvent que par rapport aux fractures » elles-mêmes. Cette maladie est presque toujours mortelle, mais plus » ou moins promptement, selon l'étendue du désordre et sa situation » plus ou moins près de l'extrémité supérieure de la colonne verté- » brale. »

Astley Cooper va plus loin encore. Il considère les solutions de continuité rachidienne comme rapidement funestes.

Les anciens ne pensaient pas autrement. Il est facile de s'en assurer même au milieu de la confusion qui règne dans leurs livres, entre les déplacements chroniques et les déplacements subits, les luxations et les fractures. Il ne paraît pas admissible à Hippocrate qu'une vertèbre soit déplacée sans causer la mort par rupture de la moelle.

Celse dit que dans la luxation de l'épine on ne passe guère le troisième jour. Ses successeurs paraissent accepter une opinion analogue.

Après Boyer et Astley Cooper, Dupuytren (1) parle à son tour des fractures de la colonne vertébrale. Il cite un fait remarquable de guérison de fracture dorso-lombaire, et il ajoute ces réflexions : « Les » exemples de guérison complète de fracture de la colonne vertébrale » sont rares dans la science, aussi nous empressons-nous de publier » l'observation suivante. »

On s'empresse de livrer à la publicité les exceptions que l'on rencontre. Les auteurs qui écrivent après ne modifient guère les opinions reçues.

(1) Dupuytren, *Leçons de clinique chirurgicale*. Paris, 1839.

Aussi n'est-ce pas sans un étonnement considérable que je vis pendant le mois de février 1861 guérir complétement une malade affectée de fracture de la douzième dorsale avec paralysie absolue. Mon chef de service, M. Voillemier, me dit alors qu'il possédait plusieurs observations semblables. Mon attention attirée de ce côté, je suivis avec soin et sollicitude les malades atteints de ruptures rachidiennes, et j'eus le bonheur d'en voir, dans le cours de la même année 1861, quatre sur sept arriver à une terminaison aussi favorable dans les salles de l'hôpital Lariboisière. Malgaigne avait bien déjà légèrement modifié la sentence des chirurgiens du commencement de ce siècle et même guéri un malade, mais rien dans ses paroles ordinairement si accentuées ne m'avait particulièrement frappé.

Il n'accepte pas la manière de voir d'Astley Cooper, *surtout quant à la rapidité de la mort*. Pour lui, « le pronostic est toujours douteux, le » plus ordinairement très-grave, bien plus à cause de la lésion de la » moelle que pour la fracture même. »

Sans doute, et tout le monde est d'accord sur ce point, c'est la lésion de la moelle qui fait la gravité de ces fractures, et si la moelle n'était pas renfermée dans le canal rachidien, ce seraient des fractures ordinaires, seulement un peu plus difficiles à réduire que les autres. Mais l'existence d'une lésion de la moelle, ou symptomatiquement de la paraplégie, n'est point un *arrêt de mort*, comme l'ont répété tous les chirurgiens depuis Hippocrate jusqu'au milieu de ce siècle. Reconnaissons d'abord que cette paralysie se montre extrêmement souvent, à des degrés divers pendant les premiers temps, par conséquent que la mortalité serait encore presque générale. Il nous paraît nécessaire et opportun d'en appeler du jugement de nos devanciers devant la science contemporaine.

Cette question a plus d'importance qu'on ne le suppose tout d'abord, à cause des opérations désastreuses qui peuvent être entreprises tous les jours sous ce vain prétexte que le malade *n'a rien à perdre*. Il suffit de compter les cas heureux, de faire un peu de statistique. J'ai parlé des quatre faits de guérison que j'ai observés en 1861 à l'hôpital de Lariboisière, appuyé que j'étais de l'autorité de Voillemier. J'ai dit que cet éminent praticien en possédait alors d'autres semblables. — Depuis cette époque, j'ai encore vu six autres blessés affectés de fractures vertébrales sortir, libres de leurs mouvements, des divers hôpitaux où j'ai été interne. Le dernier a été traité en 1864 dans le service de Nélaton. J'ai pu à son sujet connaître l'opinion de ce savant professeur sur la fracture du rachis, et j'ai eu la satisfaction de voir qu'elle n'était guère éloignée de la mienne. Alph. Guérin, Follin, Malgaigne, ont guéri trois sujets atteints de fracture avec paraplégie ; Laugier un, Denonvilliers deux sans paralysie, mais avec gibbosité très-considérable. Je ne parle que des faits à moi connus et des guérisons complètes. Je laisse de côté les blessés qui conservent après la consolidation de la solution de continuité une paralysie des membres inférieurs. Bicêtre en récèle un certain nombre.

Si je pouvais interroger les praticiens des hôpitaux de Paris, je constaterais, j'espère aujourd'hui, au moins une tendance à atténuer le pessimisme des anciens. Voici, du reste, un puissant concours qui nous arrive bien à propos et qui nous affermit énergiquement dans nos convictions. Le professeur Velpeau m'a appris qu'il avait eu, en 1865, trois guérisons de fracture dorso-lombaire. Et il avait publié (1) une revue générale de son service dans laquelle je trouve ces paroles : « Deux de nos malades, » affectés de cette lésion, sont guéris, du moins ils peuvent marcher » et accomplir toutes leurs fonctions, quoique informes, c'est-à-dire » porteurs d'une gibbosité dans le lieu de la fracture. En somme, on a » peut-être exagéré la gravité des ruptures de la colonne vertébrale, au » moins pour la région dorsale. »

Avec la petite masse déjà assez respectable de faits que je possède et fort de l'appui de Velpeau, je ne crains pas de supprimer son *peut-être*, et de déclarer qu'on a réellement *exagéré la gravité* des ruptures de la colonne vertébrale.

Il est nécessaire d'en finir avec les atermoiements, la question est mûre, il faut briser avec la doctrine du passé qui encourage les entreprises trop hasardeuses de médecine opératoire chez nos voisins d'outre-Manche ; car nous sommes menacés d'une invasion de trépan.

Mais, dira-t-on, d'où vient cette révolution dans le pronostic des fractures indirectes de la colonne dorso-lombaire ?

Il est incontestable qu'il guérit maintenant plus de solutions de con-

(1) Velpeau, *France médicale*, août 1865.

tinuité du rachis qu'autrefois; l'historique que nous venons de faire le
prouve surabondamment. Eh bien, je ne puis en trouver la raison que
dans les progrès de la chirurgie moderne. J'abandonne les errements
des admirateurs des temps passés (*laudatores temporis acti*), sans crainte
d'encourir le reproche de prétention mal justifiée : et je pense qu'un
traitement médical mieux entendu, un traitement chirurgical mieux
approprié, ou, si l'on préfère, l'intervention moins directe de la médecine remplacée par l'hygiène, des manœuvres chirurgicales rationnelles,
c'est-à-dire fondées sur la connaissance de l'anatomie pathologique, ont
amené ces heureux résultats. — Ces assertions, déjà en voie de démonstration par les études qui précèdent, seront pleinement confirmées à
l'article suivant.

Ce n'est pas tout d'avoir établi que la rupture vertébrale n'est pas
nécessairement mortelle, comme le croyaient les anciens, mais qu'elle
est susceptible de guérison complète, il faut chercher à reconnaître quand
et comment cette guérison doit arriver, o u par quels signes le praticien
pourra se diriger dans l'appréciation des suites probables de l'affection.

Un premier indice surgit d'abord. Il est bien certain que, toutes
choses égales d'ailleurs, la gravité de la fracture est en raison directe
du degré de paralysie. Un simple affaiblissement dans les fonctions
motrices et sensitives de la moelle pouvant tenir à un ébranlement ou
à un tiraillement, est infiniment moins sérieux que l'abolition de ces
mêmes fonctions qui dépend ordinairement d'une compression plus ou
moins énergique. Quand la paralysie est complète, la constriction de
la moelle est variable sans doute ; seulement il est bien difficile alors
d'apprécier à priori son degré sur le vivant. On a encore la chance de
compression par un épanchement sanguin qui se résorbera. Mais la
marche de la maladie seule peut nous renseigner utilement sur la terminaison définitive, par l'apparition de phénomènes accessoires d'une
valeur incontestable. Nous le verrons bientôt.

Cependant nous venons de supposer la paralysie frappant à la fois la
sensibilité et la motilité ; elle les atteint souvent isolément. Cette différence d'état entre la motilité et la sensibilité indique une action limitée
sur la moelle et presque nécessairement une action osseuse. Nous avons
expliqué précédemment par une disposition anatomo-pathologique pourquoi le mouvement est bien plus souvent aboli que le sentiment. Là en-

13

core, c'est de la succession des phénomènes symptomatologiques qu'on tirera les éléments du pronostic.

La paralysie isolée de l'une des deux fonctions de la moelle est presque toujours en rapport avec le mécanisme de la solution de continuité. A part les cas d'enfoncement direct des apophyses épineuses et des lames, la perte de la sensibilité fait présumer une fracture par flexion en arrière, comme la perte de la motricité démontre une fracture par flexion en avant. Qu'il y ait eu écrasement ou simplement arrachement, nous l'avons vu, la flexion a presque toujours exercé son action.

Eh bien, l'observation et l'expérimentation m'ont conduit à penser que les fractures par flexion en avant sont moins graves que les fractures par flexion en arrière, surtout si l'on suit les méthodes de traitement encore aujourd'hui en usage, si l'on adopte la position classique.

Chose bizarre! Rien dans les fractures du rachis n'effraye tant que cette *gibbosité dorso-lombaire* qui est un indice certain de flexion en avant. Elle existe dans la plupart des cas de guérison que j'ai rencontrés. Il en est de même dans le fait de Dupuytren, dans ceux de Velpeau et de Denonvilliers, dans celui d'Ollivier d'Angers, dans celui de A. Guérin publié par Rigal, etc. Dans beaucoup d'observations où contrairement l'on n'a pas noté de saillie sensible, la mort est arrivée. Je ne veux pourtant pas dire que l'absence de déformation soit d'un augure nécessairement funeste. — Il me suffira de citer contradictoirement mon onzième fait; mais l'expérience m'apprend à avoir des craintes sérieuses.

Comment expliquer cette singularité apparente? Nous l'avons déjà indiqué.

Quand il existe une gibbosité, assez souvent le canal n'est pas beaucoup rétréci, il reste encore une place suffisante pour loger la moelle, qui est seulement déviée dans sa direction. La paralysie tient à l'application de la moelle sur un angle tranchant représenté par le bord supérieur et postérieur du corps vertébral.

Par suite d'une certaine pénétration des fragments, le canal, malgré sa courbure anomale, n'a guère augmenté de longueur en avant, du moins dans les parties occupées par la moelle. Tandis que si les solutions de continuité ont eu lieu par la flexion en arrière, et que les malades soient couchés sur le dos en décubitus complétement horizontal, comme c'est l'habitude, les deux lèvres de la fracture ne sont pas en

contact et bâillent de 1 ou 2 centimètres. La moelle se trouve nécessairement tiraillée dans le sens de sa longueur; elle peut d'ailleurs
être comprimée, et la coaptation étant impossible dans une semblable
situation par suite de la conservation des ligaments postérieurs, le blessé
reste constamment exposé à des accidents divers, — ceux qui résultent
des lésions ou au moins des troubles de fonction de la moelle indéfiniment perpétués par le défaut d'union des fragments, ceux qui dépendent
de l'absence de la consolidation. Ils concourent au ramollissement local.
Ainsi donc cette courbure angulaire de la colonne ne doit point effrayer
outre mesure. Si elle annonce positivement une fracture vertébrale,
elle indique en même temps la forme la moins dangereuse. Elle persiste
consécutivement sans doute, comme un stigmate ineffaçable de la lésion,
mais qu'importe! elle n'a aucun inconvénient sérieux. Velpeau, parlant
de ses malades, dit : « Ils peuvent marcher et accomplir toutes leurs
» fonctions, quoique informes, c'est-à-dire porteurs d'une gibbosité dans
» le lieu de la fracture. » Cette gibbosité est certainement moins gênante
que celle qui résulte d'un cal vicieux aux membres inférieurs.

Quant à la difformité, c'est à peine si elle se remarque lorsque les
malades sont habillés. Pour les femmes, par exemple, elle a l'avantage
de siéger un peu au-dessous et au niveau de la ceinture, de sorte qu'elle
est parfaitement dissimulée. La première de nos malades a pu se remettre en évidence pour chanter dans un café, et je ne sache pas qu'aucun des spectateurs se soit jamais douté, en la voyant, qu'elle avait eu la
colonne vertébrale fracturée. Les autres blessés ont exécuté leurs fonctions, et j'ajouterai rempli leurs occupations comme antérieurement. Il
s'agit donc de guérisons parfaitement complètes.

CHAPITRE VIII.

TRAITEMENT.

Le traitement des fractures du rachis comprend quatre indications
principales :

Il faut : 1° Aider par une bonne position et l'immobilité du tronc la
consolidation des fragments ;

2° Combattre les complications immédiates qui tiennent surtout aux
lésions de la moelle ;

3° Surveiller, relever au besoin l'état général du blessé ;
4° Prévenir les accidents consécutifs.

La première condition pour faciliter la consolidation d'une solution de continuité, c'est d'assurer la *coaptation* des deux surfaces. Il est positif qu'un certain nombre de fractures dorso-lombaires ne se consolident pas, par ce seul motif, que les fragments ne sont pas en contact, mais séparés, particulièrement en avant, par un espace de quelques millimètres à quelques centimètres.

Cet écartement a lieu d'ordinaire dans les ruptures par flexion en arrière, si le tronc est placé dans un décubitus exactement horizontal.

On sait qu'alors les ligaments postérieurs étant conservés pendant que les antérieurs sont déchirés, aucune puissance ne tend à maintenir en avant le rapprochement des parties osseuses, qui ne peut être établi que par la *position*.

Je n'exagère rien en disant que bien des malades meurent par le seul fait d'une position vicieuse, qui leur est donnée dans leur lit.

J'ai vu la confirmation de cette vérité dans plusieurs autopsies où des recherches attentives n'ont pu me faire rencontrer, comme cause de mort, que le tiraillement déterminé sur l'axe nerveux rachidien par la disjonction des os, tiraillement qui s'exerce davantage au niveau de la solution de continuité. Il va sans dire que le trouble apporté dans l'innervation réagit sur les principales fonctions, pour amener un pareil résultat.

Mais il peut s'ajouter la compression des cordons postérieurs assez commune dans les cas semblables, et leurs ramollissements limités, ou étendus qui se développent sous l'influence de cette traction continue et qui jouent leur rôle dans la terminaison fatale.

Je mets de côté, pour le moment, les déplacements suivant l'épaisseur. Notre observation III n'est-elle pas un exemple très-probant ? Et la cinquante-huitième d'Ollivier (d'Angers) est-elle moins claire ? Nous rencontrons : une fracture de la douzième dorsale, avec paralysie complète du mouvement et incomplète du sentiment. La mort au trentième jour. « Pas de déplacement des fragments, qui n'étaient pas réunis, » pas de compression, mais ramollissement de la moelle au niveau de la fracture. » Chez le sujet de notre troisième observation, il suffisait, pour établir l'affrontement des surfaces, de lui soulever les épaules sur un billot. Dans les expériences que j'ai pratiquées sur le cadavre, j'ai souvent vérifié le même fait. Mais il n'est pas constant, et il ne se produit guère que quand les tissus fibreux sont détruits en avant et conservés en arrière.

L'absence des déformations sur la ligne des épines, ou une concavité un peu plus prononcée que d'ordinaire, est l'indice de la conservation des ligaments sur-épineux et par conséquent d'une tendance à l'écartement des surfaces fracturées.

Lorsqu'il en sera ainsi, il y aura donc opportunité, au risque d'amener une légère gibbosité en arrière, de placer un oreiller sous les épaules du malade.

De cette façon, on évitera de mettre le tronc dans une situation mathématiquement horizontale, et l'on déterminera au niveau de la rupture une certaine flexion qui rapprochera les fragments.

Si cependant on a des raison pour penser que le *grand surtout ligamenteux antérieur* soit intact, comme il est capable d'empêcher tout déplacement, on sera autorisé à tenter le décubitus sur une surface plane. Mais quelles peuvent être ces raisons? Elles seront au moins fort problématiques. En tout cas, il sera toujours bon de coucher le malade sur un matelas assez ferme et de placer sous ce dernier une large planche, qui s'opposera aux saillies et aux enfoncements.

La connaissance du mécanisme de la fracture sera d'un grand secours pour le choix des moyens à mettre en œuvre dans le but d'amener l'affrontement des fragments, mais seulement lorsqu'on aura la certitude que des mouvements intempestifs n'ont pas ajouté aux premiers désordres, des désordres nouveaux.

Cependant la présence ou l'absence de la paralysie, son étendue, son intensité, nous dirigeront bien plus sûrement dans cette recherche. Quand elle n'existe pas dans une position donnée, celle-ci est évidemment la bonne ; quand elle existe, au contraire, il y a matière à examen, et quelques manœuvres variables, suivant les cas, sont parfois permises. Lorsque la sensibilité est atteinte, il est nécessaire de vérifier si un léger degré de flexion en avant ne sera pas favorable.

La paralysie isolée de la motilité tient d'habitude à un déplacement en arrière du fragment inférieur, le traitement qui lui est applicable est celui des fractures par *flexion en avant*.

C'est dans celles-ci qu'une déformation assez marquée se montre à la région lombo-dorsale et qu'on observe un écartement notable entre deux apophyses épineuses. Ce sont elles *qui effrayent* le plus, ce sont elles qui sont *les moins redoutables*. Si elles ne sont pas accompagnées de paraplégie, ou, pour mieux dire, si la paraplégie est seulement incomplète, on s'en tiendra au décubitus dorsal et à peu près horizontal. S'il y a paralysie complète du sentiment et du mouvement, ou seulement du mouvement, comme cela est assez ordinaire, il faudra porter un examen approfondi sur les apophyses épineuses. On sait que le degré de leur écartement indique le degré de flexion en avant de la colonne, et l'on peut juger du chevauchement dans le même sens du fragment supérieur par le plus ou le moins de saillies de l'épineuse supérieure, c'est-à-dire de celle qui est au-dessus de la vertèbre fracturée. Cette étude minutieuse et la constatation de la proéminence variable des apophyses transverses de la vertèbre brisée permettront de reconnaître approximativement si les articulaires sont luxées ou non.

Tous ces détails suffisamment élucidés, on se demandera s'il faut tenter de réduire la fracture et la luxation ou s'il est préférable de mettre simplement le malade dans la position horizontale. L'appréciation de l'étendue des divers déplacements signalés tout à l'heure et l'intensité de la paralysie conduiront souvent dans chaque fait particulier à une solution satisfaisante de cette question. Mais l'on n'oubliera pas que l'anéantissement de la sensibilité et de la motilité n'est pas toujours l'indice d'une paralysie persistante, car parfois elle guérira par les seuls efforts de la nature. Le mouvement sera d'ailleurs bien plus souvent atteint isolément que le sentiment dans le cas où une seule des fonctions sera frappé, et les chances de guérison seront plus sûres que si la paraplégie les frappe simultanément.

Bientôt la marche de la maladie servira de guide, mais nous ne nous appuierons sur elle que quand nous ne pourrons pas faire autrement, car il est bien certain que si l'on se décide à agir, il vaut mieux agir vite pour empêcher la désorganisation médullaire. Dans les circonstances où l'on prendrait le parti de réduire la fracture, on suivrait les préceptes que nous exposerons plus bas. Ils ont été déjà pour la plupart indiqués par Malgaigne.

2° Combattre les complications, principalement les lésions de la moelle.

Grave question qui a fait la préoccupation constante des praticiens et qui a servi de thème à toutes les discussions soulevées au sujet des fractures du rachis.

Pour parvenir à ce but si difficile à toucher, nous avons à notre disposition des moyens médicaux et des procédés chirurgicaux.

Moyens médicaux. — Les moyens médicaux sont : les émissions sanguines, la diète, les boissons délayantes. Les anciens n'ont jamais manqué d'en user largement, ils les ont même employés systématiquement. Si l'on jugeait en gros de la valeur de la méthode par les résultats obtenus, il y aurait lieu de la rejeter *à priori*. Voyons si l'analyse lui sera plus favorable.

J'ai passé en revue la plupart des faits connus de fracture du rachis ; eh bien, après un sérieux examen, je reste convaincu que la rigueur du traitement n'a pas été sans influence sur une terminaison si souvent défavorable.

Dans presque toutes les observations de fracture vertébrale qui datent d'une vingtaine d'années et dans d'autres plus récentes, on voit des saignées abondantes pratiquées par cinq et six et au delà, et une diète sévère imposée au malade.

Je ne dois pas être suspect de prévention contre les évacuations sanguines, je les ai défendues ailleurs avec énergie, j'ai recours à la diète au besoin ; mais pour faire d'une médication aussi débilitante la règle de ma pratique, il me faudrait des indications que je pourrai peut-être rencontrer, mais que je n'ai jamais trouvées jusqu'à présent.

Que prétend-on faire? enrayer la méningo-myélite, le ramollissement médullaire? Or, ce ramollissement comme cette inflammation ne sont-ils pas souvent, sinon toujours, l'effet de la compression osseuse exercée sur la moelle, de tiraillements en sens divers et particulièrement dans le sens de sa longueur, d'ébranlements énormes et d'une certaine désorganisation immédiate contre laquelle la phlébotomie ou la diète ne sauraient que constater leur impuissance.

Ah! s'il s'agissait d'attaquer une phlegmasie des membranes propagée du foyer même de la fracture aux méninges, je comprendrais qu'on songeât à leur emploi ; mais encore ici les émissions locales auraient une bien autre efficacité que les générales, sans avoir les inconvénients de plonger le malade dans une débilité redoutable.

Il est bien certain que cette inflammation méningée superficielle existe, et il y a lieu d'en tenir compte, mais il ne faut pas se l'exagérer, car la plupart du temps elle disparaît d'elle-même. Nos malades étaient d'une constitution moyenne, ils ont éprouvé quelques phénomènes phlegmasiques, ils n'ont point été saignés et plusieurs ont guéri promptement.

Pour ceux qui sont morts, jamais les lésions anatomiques qu'ils portaient ne nous ont autorisés à penser que la phlébotomie eût été utile.

Si l'on pouvait me répondre au moins que, dans les cas où elle a été mise en usage, elle n'a jamais été nuisible, je n'insisterais pas, car enfin il est telle circonstance où elle doit être rationnellement appliquée, et ce que je combats en ce moment, c'est l'abus et la systématisation. Après mûre réflexion, je reste convaincu que beaucoup de malades n'ont pas trouvé dans leur organisme épuisé assez de ressort pour lutter contre des déperditions excessives sans réparation possible, et que bien fréquemment des eschares se sont produites sous l'influence de l'atonie générale, qui ne se seraient pas manifestées si l'économie n'eût point préalablement perdu ses réserves et sa résistance.

Il n'est pas douteux, ma IVe observation l'établit d'une façon catégorique, que le choc considérable, la secousse violente de tous les organes qui accompagnent la plupart des fractures indirectes de la colonne dorso-lombaire ne dépriment profondément les forces vives de l'organisme et ne portent au système circulatoire une atteinte aussi grave qu'au système nerveux. Si à cet affaiblissement primitif on ajoute des causes d'affaiblissement, on comprend facilement qu'on mettra l'état général dans les meilleures conditions requises pour la mortification des tissus.

L'anatomie pathologique et le raisonnement nous conduisent à relever, par tous les moyens médicaux, les forces de nos malades, à exciter leur appétit, à améliorer leur nutrition, en un mot à remplacer les débilitants par les toniques. Sans repousser donc complétement les émissions sanguines et particulièrement les émissions locales, nous ne les emploierons que lorsqu'elles nous seront indiquées par des signes positifs.

Procédés chirurgicaux. — Le rôle de la médecine, comme on le voit, est assez restreint; celui de la chirurgie est infiniment plus important, car presque tout le mal est dans la situation relative des fragments.

Trois questions capitales demandent à être résolues :

A. Quelle est la position à donner au malade ?

B. Faut-il tenter de réduire la fracture ?

C. Faut-il trépaner le rachis ?

La première a été longuement exposée il n'y a qu'un instant.

La deuxième a été discutée, et je me suis prononcé pour l'affirmative dans certains cas déterminés.

Il me reste à parler des procédés de réduction.

La troisième sera examinée avec soin tout à l'heure.

Réduction. — La réduction est applicable quand il existe une compression osseuse de la moelle, dans les cas de fracture avec chevauchement antéro-postérieur, qu'il y ait ou non luxation des apophyses articulaires.

Malgaigne eut recours une fois à l'extension, en 1843, à l'hôpital des Cliniques. Il obtint un plein succès. Il y aurait lieu de l'imiter quand on n'a pas constaté de luxation des apophyses articulaires. Il avait placé son malade sur un plan incliné à 45 degrés. Mais il conseille de préférer en général la position horizontale, et d'exercer l'extension au moyen de lacs passés sous les aisselles et autour du bassin. Il met, en outre, un coussin en travers sous les lombes du blessé.

On sait en effet que le fragment inférieur fait saillie en arrière, et le coussin a l'avantage de le repousser constamment en avant et de concourir à la réduction, si aucun obstacle, comme un engrènement des fragments, ne s'y oppose.

Malgaigne n'employa qu'une extension permanente et progressive. Un chirurgien anglais, W. Tuson, a obtenu, au contraire, de l'extension immédiate et non continuée des résultats remarquables.

M. J. Roux (de Toulon) a suivi la même pratique. MM. Denonvilliers et Gosselin conseillent de combiner les deux procédés. Tout dépend des circonstances, et il est impossible de tracer ici de règle générale. Mais il est permis, la plupart du temps, d'attendre de meilleurs effets d'une réduction énergique tentée sur-le-champ, que d'une extension modérée longtemps continuée. Car si la réduction se fait graduellement, ce qui me paraît difficile, vu le relâchement des liens qui ne peu-

14

vent être trop tendus sous peine d'amener la mortification des tissus ; si, dis-je, la réduction se fait graduellement, la moelle plus ou moins comprimée recevra nécessairement une atteinte plus profonde que si l'obstacle est promptement levé. L'intention de Malgaigne était-elle, en adoptant cette méthode, de maintenir la coaptation une fois acquise, ou redoutait-il les mouvements brusques d'une extension rapide ? Il semble repousser cette dernière crainte. Quant à la peur de voir le déplacement se reproduire, je ne crois pas qu'il y ait à y songer, car par la seule position convenable, la coaptation, quand elle existe, persiste aussi facilement que le chevauchement est difficilement vaincu, quand il est bien établi. La tendance à la reproduction des déplacements est infiniment moindre que dans les fractures des membres. La grande affaire est d'empêcher au blessé d'exécuter des mouvements étendus, et, par exemple, de chercher à s'asseoir, comme il en a si souvent le désir. Il est vrai que sous ce rapport le mode d'extension permanente de Malgaigne pourrait avoir l'avantage de le maintenir dans l'immobilité en le clouant, pour ainsi dire, sur son lit. Mais, envisagé de cette façon, ce moyen paraîtrait trop barbare. Il faut pouvoir compter sur la docilité du malade, sans elle il serait lui-même impuissant.

S'il y a luxation des arthrodies latérales, l'extension simple et directe ne sera plus suffisante, il sera nécessaire d'avoir recours à des procédés un peu plus compliqués. Avant de tirer sur le rachis dans le sens de sa longueur, un certain degré de flexion en avant devra être produit, dans le foyer même de la solution de continuité, pendant qu'un aide repoussera dans le même sens le fragment inférieur. Nous ne dissimulerons pas que ces manœuvres présentent toujours des difficultés, mais au moins, nous reconnaîtrons d'une manière générale avec Malgaigne, que si elles sont exécutées méthodiquement, elles ne font courir au malade aucun danger nouveau.

Rappelons d'ailleurs que nous ne nous déciderions à les mettre en usage que dans les cas où une lésion manifeste, une compression notable de la moelle serait sinon démontrée, au moins extrêmement vraisemblable.

De la trépanation. — Faut-il trépaner ?

Lorsque j'écrivis la plus grande partie de ce mémoire, il y a déjà plusieurs années (en 1863), je disais : « Quant à la trépanation du ra-

» chis, peu de chirurgiens y songent aujourd'hui, aucun ne l'emploie,
» elle est tombée dans l'oubli qu'elle mérite. Tout ce que l'on peut
» dire pour ou contre le trépan est dit. La cause est entendue ; et si le
» jugement définitif n'est pas encore rendu, il existe entre les prati-
» ciens français, au moins, une entente tacite d'abstention qui fait
» loi. » Aujourd'hui la question est jetée de nouveau dans le champ de
la discussion, il faut la traiter à fond.

Depuis la tentative de M. Laugier en 1840, je ne sache pas que personne en France ait eu recours à la trépanation du rachis jusqu'au 3 novembre 1865. Ce jour-là, mon ami le docteur Paul Tillaux, chirurgien
de Bicêtre, essaya de la remettre en honneur. Certes, si une pareille
opération pouvait réussir, ce serait dans les mains habiles de M. Tillaux ;
malheureusement, elle porte avec elle trop de causes d'insuccès pour
jamais prendre rang dans la science.

La trépanation rachidienne est une opération anglaise, aussi est-ce
un Anglais, le docteur Macdonnel, qui a été, si je ne me trompe, le pro-
moteur du bruit qui s'est fait depuis quelques mois autour d'elle. Après
la mort d'Astley Cooper, qui fut un de ses premiers partisans, elle ne
fut guère pratiquée que par des chirurgiens américains, et les praticiens
de la Grande-Bretagne semblèrent eux-mêmes l'abandonner. De 1838
à 1865, c'est à peine s'ils la firent une ou deux fois. Leur hardiesse et
leur initiative sont pourtant connues, et nous savons qu'ils ne reculent
pas devant les difficultés.

Quand Rob. Macdonnel de Dublin (1) voulut, au mois de janvier 1865,
réséquer l'arc de la douzième dorsale, à Jervis street Hospital, sur un
homme atteint de fracture dorso-lombaire, « il lui fut impossible d'en-
» traîner la majorité de ses collègues à partager ses vues », et l'opération dut être différée. Il fut obligé d'invoquer l'autorité et l'appui moral
de Brown-Séquard pour les décider à ne plus faire opposition, et l'opération fut faite.

Cette observation fort intéressante a été pour M. Georges Félizet
l'occasion de tenter la réhabilitation du trépan. Il a fait le relevé de
tous les exemples de trépanation de la colonne vertébrale, et il trouve
que c'est « une opération rationnelle que la physiologie approuve et

(1) R. Macdonnel, *Dublin quarterly Journal of medical science*, 1865.

» que la statistique ne doit pas faire repousser ». Sur vingt-six cas de trépanation rachidienne à lui connus, il compte sept succès. Si l'on ajoute le fait de M. Tillaux, on obtient vingt insuccès pour sept succès. Cependant, je ne crois pas qu'on puisse considérer cette statistique comme complète et nous donnant une idée exacte de la situation. Il est bien probable que d'autres tentatives ont été faites en dehors des vingt-sept qui sont aujourd'hui dans la science, seulement leurs auteurs n'ont pas pris le soin, suivant le louable exemple de Macdonnel et de Tillaux, de les livrer à la publicité, vraisemblablement parce qu'ils n'avaient pas à enregistrer une réussite éclatante.

Mais je néglige cette hypothèse si admissible, et j'accepte le terrain de la discussion tel qu'il a été préparé par les partisans du trépan.

Je devrais peut-être, pour rester dans mon sujet, ne parler que des douze faits de trépanation dorso-lombaire, parmi lesquels on signale deux guérisons seulement. Cependant, tout en me réservant de les discuter à part, je préfère embrasser la question dans son ensemble et ne laisser de côté aucune des observations qui ont trait à la région cervicale ou dorsale supérieure.

Les vingt-sept observations ont d'ailleurs été déjà analysées ou appréciées dans de remarquables articles publiés récemment par M. Félizet (1) et par M. Tillaux (2). Ces auteurs arrivent presque aux mêmes conclusions, à cette différence près, pourtant, que le second cherche avec raison à établir des indications et des contre-indications auxquelles le premier ne paraît pas avoir songé.

Je m'appesantirai peu sur les cas de mort, ils se jugent eux-mêmes; je ferai pourtant une exception pour l'observation de Macdonnel qui semble avoir la prédilection de M. Félizet, et pour celle de M. Tillaux que me recommandent spécialement le nom sympathique et la valeur personnelle de l'auteur.

D'une manière générale, ce qui domine dans tous ces faits, sauf dans les deux derniers, c'est l'absence de détails utiles, et par suite, la difficulté que l'on a, après leur lecture, de peser avec précision les avantages ou les inconvénients qu'a eus l'opération dans chaque cas

(1) G. Félizet, *Sur la trépanation du rachis dans les fractures des vertèbres, etc.* (*Archives générales de médecine*, numéros d'octobre, novembre et décembre 1865.)

(2) Tillaux, *De la trépanation du rachis à la suite des fractures de la colonne vertébrale* (*Bulletin de thérapeutique*, 15 mars 1866).

particulier. Si la mort arrive, on oublie de faire l'autopsie ou d'en
rendre compte; si le malade survit, on se contente de le constater et
de considérer ce répit comme le résultat de l'opération. Mais sans
nous arrêter à ce jugement sommaire, spécifions et discutons sur les.
textes. Prenons la traduction même de M. Félizet.

Fractures dorso-lombaires.

I. Henry Cline, 1814. — Trépanation. — On rencontre une compression de la moelle en avant par le corps même de la vertèbre fracturée suivant le déplacement ordinaire. — Tentatives impuissantes de
réduction de la fracture. — Opération au moins inutile. — Mort rapide.

V. Tyrrel, 1822. — *Fracture par flexion en avant* de la douzième
dorsale. — Paraplégie complète. — Trépanation le deuxième jour. —
La sensibilité commence à renaître. — La paralysie du mouvement des
membres inférieurs, celle de la vessie et du rectum persistent. — Mort
le treizième jour après des vomissements verdâtres continuels et du
délire.

Quelle est la cause de cette terminaison rapide? « La moelle est intacte », on ne signale qu'une inflammation vésicale et péri-vésicale ga-
gnant le péritoine. — Opération plutôt défavorable qu'utile. Il n'y a
pas assez de détails pour que je puisse dire qu'elle a été nuisible.

VI. Rhea Barton, de Philadelphie, 1824. — Fracture de la neuvième
dorsale, *déplacements* des septième et huitième. — Paraplégie. — Trépanation le douzième jour. — La sensibilité reparaît le deuxième jour
après l'opération. — Mort le troisième jour, à la suite d'un violent frisson. Rien n'autorise à attribuer la mort à l'opération, mais rien ne
prouve non plus qu'elle ait été si peu que ce soit indiquée. Elle est
donc encore au moins inutile.

VII. Tyrrell, 1827. — Fracture de la douzième dorsale par *flexion
en avant. — Déformation caractéristique.* — Paraplégie. — Trépanation le deuxième jour. Mort le sixième. « Pleurésie *probablement purulente* », et dans ce cas, pyohémie. Opération nuisible.

IX. Holscher du Hanovre, 1828. — Fracture de la onzième dorsale.
— Paraplégie complète. Trépanation le treizième jour. Aucun change-

ment immédiat. C'est neuf semaines après seulement que la sensibilité commence à revenir et que quelques mouvements sont possibles. — Cinq semaines plus tard, dans le quinzième septénaire, prostration des forces, ascite, hydrothorax, hydropéricardite, œdème des jambes. — Mort. — Pas de détails sur l'autopsie, cependant la moelle est déclarée intacte. A quoi a servi l'opération? Tous les accidents sus-mentionnés ne peuvent-ils lui être attribués; et la motilité ne serait-elle pas mieux et plus vite revenue sans elle, qu'après elle?

XI. David L. Rogers, de New-York, 1834. — Fracture de la première lombaire; paraplégie complète. — L'arc postérieur de la vertèbre paraît, dit-on, enfoncé. C'est bien, en apparence, l'indication classique du trépan. — On l'applique le troisième jour. — La sensibilité reparaît promptement. — La vessie reste paralysée. On ne dit rien des mouvements, qui restent évidemment abolis. — La mort arrive le huitième jour après la trépanation, et l'on constate à l'autopsie que « le corps de » la première lombaire est brisé sans déplacement et que la moelle est » en bon état ». Cependant les téguments se sont gangrenés au niveau des malléoles droites et il a existé pendant la vie des douleurs violentes dans les pieds. — Au milieu de la contradiction des symptômes et des lésions anatomiques, on ne retrouve pas là les lois invariables de la physiologie. Où a conduit cette opération? Quelle est la cause de la mort?

XII. Edward de Caerphilly, 1838. — Fracture lombaire. — Paraplégie. Trépanation. — Les accidents de compression disparaissent. — Guérison. Voici une guérison proclamée, mais il est regrettable qu'au milieu de ce triomphe on soit si sobre de détails.

XIII. Laugier, 1840. — Fracture des huitième et neuvième dorsales, rupture de la moelle. — Trépanation le quatrième jour. Mort le neuvième avec pleurésie purulente à droite et hépatisation du poumon. Cette pleurésie purulente existait-elle avant l'opération? Ce n'est pas vraisemblable. A quoi est-elle due? Il y avait peut-être communication de la plèvre avec le foyer de la fracture, et par suite avec l'air extérieur.

XVI. Mayer (de Wurzbourg), 1846. Cas tout à fait insolite. — Fracture de la colonne dorsale chez une femme atteinte de mal de Pott.

La mort arrive vingt et un jours après la trépanation. — Encore un épanchement dans les plèvres. — Cette fois dans les deux.

XVII. Blackman, 1854. — Américain. — Paraplégie complète et défécation involontaire; saillie et dépression à la partie supérieure et postérieure du sacrum. L'opération est pratiquée *quatre ans et demi* après l'accident.— La sensibilité et la motricitée reparaissent d'abord, puis se perdent. Quel est l'accident? quelle est la lésion? on l'ignore; on ne connaît que l'opération qui a été pratiquée, on ne sait pourquoi, dans un lieu où la moelle n'existait pas, et sans aucun résultat ; on appelle cela une guérison !

La valeur de cette observation est égale à celle de la suivante:

XVIII. Blackman. « L'opération a eu lieu cinq jours après l'accident. » On ne sait sur quoi portait la résection. Le siége de la blessure était » sur les vertèbres supérieures du dos. La mort survint le huitième » jour. »

Le moyen de se faire une opinion avec un récit aussi circonstancié !

Plus j'avance, plus je m'étonne que MM. Tillaux et Félizet aient trouvé dans ces observations des raisons suffisantes pour appuyer la trépanation.

XX. Joseph Hutchison (New-York), 1857. — Fractures communicatives des neuvième, dixième et onzième vertèbres dorsales. — Paraplégie. — Trépanation le dixième jour. Mort le vingtième. Communication entre la plaie et la cavité pleurale. — La plèvre gauche est remplie de pus. — « La moelle est séparée et réduite en bouillie. » Voilà donc une opération qui a mis non-seulement le foyer de la fracture, mais la plèvre en communication avec l'air extérieur. — Dans la région où était située la fracture, ce phénomène est toujours à craindre. — Y a-t-il eu en outre infection purulente?

XXI. Stephen Smith (de New-York), 1858.— Fracture de la douzième dorsale oblique de haut en bas, et de la ligne médiane à la base de l'apophysie transverse. Laquelle? On trouve à l'autopsie une compression de la moelle par la portion droite de l'arc. — Cependant on déclare qu'il n'y a pas de déplacement; on a « extrait, après un trait de scie donné à gauche, l'arc postérieur », on a donc laissé justement la portion droite qui comprimait. « Il existait une hémothorachis très-considérable qui pouvait bien être la cause de la paraplégie.

Il avait envahi le canal rachidien des vertèbres cervicales au sacrum.

L'opération a été faite peu de temps après l'accident, elle n'a même

pas donné issue à tout le sang contenu ; aucune amélioration ne l'a suivie. — Quelle a donc été son utilité? L'observation ne renferme pas assez de détails pour nous permettre de dire qu'elle a nui, mais il est bien
certain qu'elle n'a pas servi. La mort est survenue rapidement. Comment ? on ne le dit pas. Nous ne savons même pas, après l'autopsie,
d'où provenait le sang épanché dans le canal.

La dernière observation rapportée dans le mémoire intéressant de
M. Félizet est celle de Louis. Mais comme le fait remarquer judicieuse-
ment l'auteur, elle n'a pas trait à une véritable trépanation rachidienne.
Louis, « en enlevant des fragments osseux, compléta l'ouverture trauma-
» tique ». J'ajouterai que rien ne démontre que le corps même de la vertèbre fut brisé, et par conséquent que la fracture fut complète ; ce qui a
une importance capitale, non-seulement au point de vue des déplacements qui peuvent se produire, mais au point de vue de la gravité de la
pénétration de l'air dans des cellules de tissu spongieux rompues. Ces
motifs me décident donc à mettre tout à fait de côté en ce moment l'observation de Louis ; mais je me réserve de la discuter plus loin, car elle
a bien sa valeur, et elle rentre dans les règles de la saine chirurgie.

En résumé, sur onze cas de fractures dorso-lombaires, il y a dix cas
de mort et un de guérison. Nous rencontrons bien en plus, il est vrai,
observation XVII du mémoire de M. Félizet, une opération de Blackman
à laquelle le malade survécut, mais il s'agit d'une « résection d'environ
» deux pouces à la base du sacrum », en un point de la colonne où la
moelle n'existe pas, pour une affection absolument inconnue, et pratiquée quatre ans et demi après l'accident ». Le résultat a d'ailleurs été
nul. Cette observation vient se joindre aux onze autres pour constituer
un total de douze trépanations parfaitement inutiles. Il est superflu d'a-
jouter, cela a été prouvé chemin faisant, que plusieurs ont été positivement nuisibles. S'il n'est pas permis, faute de documents précis, de dire
qu'elles ont positivement fait succomber des malades qui auraient guéri
sans elles, nous sommes autorisé à conclure qu'elles ont quelquefois
au moins hâté la terminaison funeste.

Avant d'examiner les faits de MM. Robert, M'Donnel et Tillaux, j'analyserai en deux mots les observations restantes de la trépanation cervicale ou d'une section quelconque sans désignation de siège.

Il en reste treize pour la région cervicale, sur ces treize, M. Félizet compte huit morts et cinq guérisons. Celles qui figurent sous les n°ˢ II, III, IV, X, XXV, sont tellement écourtées qu'il est impossible d'apprécier, relativement à l'issue funeste de la maladie, la part qui appartient à cette dernière et la part qui doit être attribuée à l'opération. Mais enfin les sujets ont succombé. Pour la XIVᵉ, il n'est guère permis d'être d'une aussi facile composition. Le malade vivait quatorze semaines après son accident, on enlève des fragments osseux, on met la moelle à découvert, il meurt au bout de dix-huit jours « vraisemblablement avec un abcès pulmonaire », c'est-à-dire avec une infection purulente, si je puis ajouter une hypothèse à une autre. La vertèbre fracturée, quatre-vingt-dix-huit jours plus tôt, était consolidée.

Dans les XIXᵉ, XXᵉ, XXIIIᵉ, la mort serait certainement survenue en l'absence de toute mutilation, par conséquent leur valeur est nulle dans un sens comme dans l'autre. Voyons les guérisons :

1° La VIIIᵉ. Il s'agit d'un jeune homme qui, à la suite d'une chute de cheval, est atteint de fracture de la deuxième dorsale. Il vit pendant deux ans avec une paralysie des quatre membres sans complications particulières. Au bout de ce temps on le trépane. « Il ne tarde pas à » ressentir du frisson, fièvre, symptômes bilieux, escharres au sacrum » pendant la guérison» (sic).— C'est au moins une singulière manière de guérir. Je continue la citation : « La sensibilité reparaît d'abord dans » les mains ; elle s'étend davantage, mais manifestée par de violentes » douleurs. » Ces douleurs ressemblent fort à des *manifestations* de myélite. « On ignore l'issue définitive. » Tout porte à croire qu'elle n'a pas été brillante, je crois que nous userons de modération en n'accusant pas l'opération de la mort du malade et en considérant seulement l'observation comme non-avenue.

2° La XVᵉ. « Un homme de trente-neuf ans reçoit sur la nuque, le » choc d'une lourde poutre. Paralysie complète du mouvement et de la » sensibilité au-dessus des clavicules, etc. »

» L'opération est pratiquée le lendemain ; la sixième vertèbre cervi-»cale est fracturée, mais *sans déplacement.* »

Alors la moelle n'était pas comprimée; pourquoi l'opération ?... « La » sensibilité est complétement rétablie deux mois et demi après. » — Qui nous dit qu'elle ne se serait pas rétablie sans la trépanation qui n'avait pas sa raison d'être ? — « La faculté de commander à la vessie et

15

» au rectum revint peu à peu ; mais on constata aussitôt après l'opéra-
» tion l'existence de soubresauts nerveux et de douleurs aiguës qui per-
» sistèrent dans les extrémités inférieures environ dix-huit mois après
» la guérison. » Les symptômes suivants corroborent les premiers et indiquent une myélite. « On ne signale pas de paralysie des membres supérieurs », Soit ; mais on ne dit pas un mot des mouvements volontaires
des membres inférieurs, qui ne revinrent évidémment pas... Est-ce donc
là une guérison ?

Quel service a rendu cette opération ? Ce fait prouve simplement
qu'on peut survivre à une trépanation pratiquée peu de temps avec
la production de la fracture.

3° La XXII° ; 1859, Potter. Fracture de vertèbre à la région cervicale
inférieure. Deux trépanations sont faites à trois ans de distance sans
résultat. « Le malade survit aux opérations qui n'améliorent pas son état.»
La moelle est trouvée aplatie et mince. La paralysie est complète. Il est
difficile d'apprécier exactement, avec le peu de détails que nous avons
à notre disposition, jusqu'à quel point l'opération a été utile. Cependant elle a peut-être permis au malade de vivre. C'est, selon moi, la
plus favorable.

4° La XXIV° ; Blair, 1852. Est sans aucune valeur ; « sir George Bel-
» lingal signale l'opération du docteur Blair comme ayant réussi. » Aucun autre détail. Ainsi, si nous retranchons le fait de Louis et celui
de Blackmann qui se rapporte à une résection du sacrum, nous avons
24 opérations, 19 morts, 5 guérisons.

12 opérations pour la région dorso-lombaire. — 10 morts, 1 guérison.

13 opérations pour la région cervico-dorsale ou pour une région inconnue. — 9 morts, 4 guérisons.

Nous avons établi que ce mot guérison indique seulement que les
malades ne sont pas morts, et qu'ils ont en même temps résisté à la
fracture et à la trépanation, ce qui ne fait honneur qu'à leur forte constitution. Pour un seul cas, en y mettant beaucoup de bonne volonté, on
est conduit à penser que le succès a pu être à peu près sérieux. Ce succès
ne repose pourtant que sur ces quelques paroles certainement trop va-
gues (XII° *Du mémoire de M. Félizet*) : « L'arc postérieur de la vertè-
» bre brisée fut enlevé ; les accidents de la compression spinale dispa-

» rurent presque immédiatement. Le malade guérit, mais nous ne sa-
» vons pas combien de temps après l'opération. » Donc rien sur la situation des fragments, sur les indications, rien qui nous démontre que
la guérison complète ne serait pas survenue sans l'intervention chirurgicale. Pas même le numéro de la vertèbre réséquée ! C'est cependant
le cas le plus favorable à la doctrine.

Je regrette d'être obligé d'apprécier si longuement les faits, mais c'est
la seule manière de trancher la question du trépan. Pour en finir avec
eux, il me reste à dire quelques mots des importantes observations de
MM. M'Donnel et Tillaux.

Elles ont beaucoup de rapport entre elles, et elles nous fournissent
de magnifiques exemples de fractures par flexion en avant. Les blessés
sont pliés en deux, sous un choc puissant, et une déformation caractéristique qui apparaît au lieu d'élection des solutions de continuité dorso-
lombaires. L'un fléchit sous un sac de blé qui lui tombe d'une hauteur
de seize à dix-sept pieds sur l'occiput, la nuque et les épaules. L'autre
est courbé par un bloc de pierre qu'il reçoit sur le dos. A l'autopsie, on
a trouvé une rupture transversale siégeant à la réunion de la lame épiphysaire supérieure et du corps de la première lombaire. De plus, chez
le malade de Rob. M'Donnel, il y avait luxation des apophyses articulaires. Je trouve donc deux types admirables des fractures par contre-
coup que j'ai si minutieusement décrites. J'ai démontré précédemment
qu'elles ne pouvaient se présenter sous une autre forme. Au moins il
était bien certain *à priori* que les lames n'étaient pas enfoncées et que
le corps vertébral était divisé ; il y avait nécessairement eu un arrachement.

Rob. M'Donnel « s'y attendait. Il avait supposé de prime abord, d'a-
» près la nature du traumatisme , que, s'il existait une fracture, elle
» devait siéger dans le corps de la vertèbre ». Cette réflexion est extrêmement juste, mais l'observateur judicieux qui l'a faite ne savait-il
pas que la compression, si elle existait, était principalement exercée
par la partie inférieure du corps de la première lombaire, chevauchant
en arrière. Et quel moyen avait-il, le canal vertébral ouvert, de repousser ce corps en avant ? Aucun. Il lui fut même impossible d'enlever un
caillot qui, placé sur la saillie osseuse, venait ajouter encore à la compression de la face antérieure de la moelle. L'arc postérieur de la ver-

tèbre pressait-il aussi sur la face postérieure de la moelle ? C'est possible, mais non probable. En tous-cas, on n'en sait rien. Ce serait cependant là la seule raison qui pût donner un semblant de logique à une pareille opération. On n'avait à opposer au mal qu'une demi-mesure nécessairement inefficace. N'eût-il pas mieux valu s'abstenir ?

« Il ne serait pas juste, dit mon savant ami le docteur Tillaux, de » rendre l'opération responsable du résultat. » Je suis parfaitement de son avis, et le sujet qu'il a traité était avant sa tentative voué à une mort certaine. Celui de M. Rob. M'Donnel me semble bien aussi avoir été pendant les jours qui précédèrent la trépanation dans un état désespéré ; mais je ne suis pas suffisamment édifié sur la cause de sa mort et jusqu'à nouvel ordre je serais disposé à l'attribuer à l'infection purulente. Je regrette de ne pas connaître l'état du foie et du tissu cellulaire de plusieurs régions qui sont souvent le siége d'abcès métastatiques.

Quoi qu'il en soit, je puis hautement rendre cette justice aux deux opérateurs précédents, comme à la plupart de leurs devanciers, qu'ils ont appelé à leur aide des moyens ultimes, pour lutter contre une affection réputée *incurable,* qu'ils ont en un mot trépané des individus qui semblaient, d'après les idées régnantes, *n'avoir rien à perdre.*

C'est en effet la grande raison. Toute la théorie de la trépanation est là. — Anatomie, physiologie, clinique, médecine opératoire : Le malade n'a rien à perdre. Voilà la meilleure justification *apparente,* de cette opération que j'ai rencontrée parmi les motifs allégués en sa faveur. Est-elle péremptoire ? Loin s'en faut ! Qu'on juge des autres raisons par celle-ci ! Pour que cette sorte d'excuse soit valable, il serait nécessaire : 1° que tout malade affecté de rupture vertébrale soit voué à une mort certaine ; 2° que la trépanation soit à peu près innocente par elle-même.

C'est bien ainsi, rendons-leur au moins cette justice, que la question semble avoir été comprise par certains auteurs. Considérant que les cas de guérison ont été regardés jusque dans ces derniers temps comme extrêmement rares, à ce point que le pronostic *est presque toujours déclaré mortel,* ils contestent ceux qui ont été donnés comme tels. « Quelques chi-» rurgiens *ont cru* posséder des exemples de guérisons opérées ainsi » sans le secours de l'art, aucune de leurs observations *n'est incontes-* » *table ;* le plus souvent ils n'ont *pas eu affaire à une fracture.* » *(Ar-*

chives, 3° article, décembre 1865, page 686). Les faits de Dupuytren, de Malgaigne, de Denonvilliers, de Laugier, de A. Guérin et d'autres sont considérés comme non avenus. *Aucune de leurs observations n'est incontestable* ! Je serais curieux de savoir si Velpeau trouvera grâce en présentant ses trois observations et s'il a bien réellement *eu affaire à une fracture* rachidienne. Quant à moi, je suis bien heureux d'avoir un de mes diagnostics confirmé par l'autopsie pratiquée après complet rétablissement (observation VI). On peut voir la pièce, j'indiquerai où elle se trouve. Je me contenterai, pour les autres exemples, de les offrir avec tous leurs signes caractéristiques, et de les mettre sous le haut patronage de Nélaton et de Voillemier, dans les services desquels ils ont été recueillis pour la plupart, alors que j'avais l'honneur d'être leur interne. On va jusqu'à dire que cette « opération aura au moins l'avantage de » donner au chirurgien des indications positives ». Certes, voilà un système de défense inattendu. La trépanation employée comme moyen de diagnostic ; Dieu me garde de le mettre au service de mes blessés ! Il n'est pas possible de se montrer aussi acharné partisan du trépan. Mais ce qui nous étonne, c'est que le fanatisme opératoire dont nous trouverons tout à l'heure la raison dans une erreur d'anatomie pathologique, ait gagné des chirurgiens de la force de ceux que nous avons cités.

En effet, la loi de mort sur laquelle ils se fondent est loin d'être vraie, comme l'établissent aujourd'hui les faits que nous livrons à la publicité, et ceux de nos devanciers. Pour ne parler que des nôtres, nous avons 12 guérisons. Plusieurs nous montrent des paraplégies complètes, aussi complètes que si la moelle avait été divisée, disparaissant après la consolidation de la fracture. Nous avons même vu des méningo-myélites, superficielles sans doute, ne point entraver la marche de la terminaison favorable.

1° Cette maladie n'est donc pas irrévocablement mortelle, et l'on peut, avec Velpeau, revenir sur son pronostic. Il est permis de ne pas livrer sans merci les blessés au trépan. Le récit de nos observations suffira, j'espère, pour asseoir définitivement la vérité de cette proposition tutélaire.

2° La lecture, je ne dis pas la méditation, la simple lecture des faits de trépanation démontrera notre second terme, ainsi que cela a déjà été établi, et conduira à condamner sans retour cette opération irrationnelle. Qu'on ne vienne plus nous dire « qu'elle donnera au moins au chirurgien des indications positives », car nous n'avons que faire de ce positivisme meurtrier, qu'on ne nous répète plus « qu'elle n'aggrave » guère l'état du blessé qui *succomberait* nécessairement sans l'inter- » vention chirurgicale ». Car je réclamerais un cas, un seul cas de guérison vraie, imputable à l'opération ; je demanderais si l'on a oublié que le malade n° VII du mémoire des Archives a succombé selon toute vraisemblance à l'infection purulente, que le n° XX a eu les plèvres ouvertes, et que chez les n° V, IX, XI, « *la moelle était intacte* ». — Enfin que les n° XIV, XVI, opérés tardivement, après plusieurs mois, périrent à la suite de la trépanation. — La fracture était consolidée, on n'a plus le prétexte de l'accuser.

On n'a vu que cette proposition : 7 succès, contre 19 insuccès, *dans* 26 *cas désespérés*. On n'a pas remarqué que ces 7 ou plutôt 6 mortels favorisés qui ont survécu, ont « mené une misérable existence » à laquelle la mort est préférable », et qu'aucun n'a recouvré l'usage de ses membres.

On sait, par contre, que notre 3° malade paralysé, pendant la consolidation de sa fracture, a pu remonter moins de six mois après sur le théâtre. Et cette fracture admirablement caractérisée pendant la vie n'est pas douteuse. Bronzès ayant succombé à une attaque d'éclampsie, l'autopsie l'a démontrée. Ceux qui désireront voir la pièce n'ont qu'à la demander au docteur Reliquet, qui la conserve religieusement. Les autres malades ont repris leurs occupations ordinaires. Je ne les cite pas en détail comme le précédent, car leur colonne vertébrale n'est pas entre nos mains. Je livre leurs observations à la méditation et à la conscience des trépanateurs. Mais si nous rejetons d'une manière générale la trépanation du rachis, existe-t-il pourtant des cas dans lesquels il soit permis d'agir ? M. Filizet conseille d'opérer toutes les fois qu'on suppose un déplacement, c'est-à-dire presque toujours. Cependant il a observé que la réussite est plus certaine, quand on intervient tardivement. Tillaux, qui « se déclare résolûment partisan du trépan », croit que « les chirurgiens ont négligé toute intervention active, parce » qu'ils craignaient de rencontrer d'irrémédiables lésions au bout de » leur bistouri ». Il cherche donc des indications, mais il s'aperçoit bien vite que « leur étude est entourée des plus grandes difficultés ».

A mon avis, celle des contre-indications est en effet beaucoup plus aisée.
Notre savant ami est frappé d'abord, comme l'auteur précédent, « de
la proportion plus considérable de succès, à la suite des opérations
tardives ». Cependant il redoute avec raison de tomber, « dans un cercle
» vicieux », et il ne sait ce qu'il doit le plus craindre « de la myélite des
» premiers jours » ou de celle qui est entretenue et aggravée par une
compression incessante; il n'ose supprimer la cause pour abolir l'effet.
Après avoir flotté quelques instants dans cette incertitude, il se décide
« à attendre trois ou quatre semaines, jusqu'à ce que toute menace
» d'inflammation traumatique ait disparu ».

Ce ne sont pas les mêmes épouvantails qui me font peur. La compression osseuse, dit-on, est la cause de tout mal, il faut la faire disparaître : soit. Mais pour parvenir à ce but, il est de première nécessité
que l'agent de compression puisse être atteint. Eh bien, dans l'immense
majorité des cas, cet agent est constitué par le corps de la vertèbre
fracturée qui est situé en avant de la moelle. Il est donc alors inatta-
quable, à moins que vous ne passiez à travers l'axe nerveux. Parfois
néanmoins, il existe un étranglement de l'organe, un obstacle en avant
représenté par le fragment inférieur du corps, et un obstacle en arrière
re présenté par l'arc de la vertèbre supérieure. Pourquoi n'enlèverait-
on pas celui-ci? La moelle serait allégée d'autant. C'est vrai, mais soyez
logiques, n'attendez pas trois ou quatre semaines : l'inflammation,
le ramollissement, la section seraient consommés, et vous rencon-
treriez les mêmes dangers opératoires que les premiers jours.

Quels sont donc ces dangers? on a cité déjà la myélite, mais on paraît
croire que l'ouverture du foyer de la fracture est sans inconvénient,
que la mise en communication avec l'air extérieur, d'une multitude de
cellules spongieuses, est une chose toute naturelle. Cependant, lorsqu'il
se trouve dans les hôpitaux de Paris une fracture de jambe avec plaie
pénétrante, ne redoute-t-on pas le phlegmon diffus et l'infection purulente? Ne propose-t-on pas souvent l'amputation, et si elle n'est pas
faite, 8 blessés sur 10 ne succombent-ils pas? Comment supposer
alors que le tissu spongieux des vertèbres sera plus tolérant que le tissu
compacte du tibia? L'ostéite et la phlébite vous menacent d'une façon
irrésistible et avec elle la méningomyélite suppurative, la pyohémie,
la fièvre hectique. Ce n'est pas tout, les plèvres ou le péritoine peuvent

être ouverts par le fait de l'opération, et leurs suites fatales se dérouler devant vous. Et l'on croit que la perspective certaine de tous ces périls sera compensée par la chance fort aléatoire de diminuer quelque peu la compression en arrière, pendant qu'on la laissera forcément persister en avant!!! Tout cela n'est pas du raisonnement théorique, c'est de la statistique. Voyez les observations. Ne vaut-il pas mieux tenter la réduction ou attendre tout d'une bonne position?

On a dit que la mort est moins *sûre* dans les trépanations très-tardives, on ne semble pas en avoir compris la raison. La voici : la fracture est alors consolidée, l'ostéite, la phlébite du corps vertébral et leurs conséquences ne sont plus autant à redouter. Il ne reste que la myélite. La terminaison funeste peut être différée, mais la lésion médullaire est un fait accompli ; la moelle en gardera le pli.

Il me reste un mot à ajouter relativement aux fractures directes avec enfoncement des lames, vers la face postérieure de la moelle, annoncées par des troubles de la sensibilité. C'est le seul cas qui pourrait logiquement permettre de tenter une application de trépan. Alors la cause du mal est évidemment située derrière le centre nerveux, et il est possible de l'atteindre. Cependant il me semble préférable encore, quand il s'agit d'une fracture bilatérale sans plaie, de saisir à travers la peau l'épine avec les doigts ou une forte pince et de la relever.

Ou bien, suivant Fabrice de Hilden, on mettra à nu les faces latérales de l'épine, on appliquera des tenettes à mors solides, et après avoir remis en place l'arc vertébral, on le maintiendra facilement.

Mais il est nécessaire avant tout de sentir l'épine, et la dépression ne suffit pas seule pour indiquer l'enfoncement des lames, car souvent ces dépressions résultent du diastasis de deux vertèbres, ainsi que nous l'avons déjà démontré précédemment.

En définitive, quoi qu'on ait pu arguer dans le silence du cabinet, quelque physiologie qu'on se soit faite, l'anatomie pathologique et la clinique démontrent que la trépanation est presque toujours inutile; et ne fût-elle plus dangereuse qu'une autre opération qu'il y aurait lieu de s'en abstenir. Elle prouve que c'est, au contraire, une opération très-périlleuse entraînant par elle-même la mort d'un malade, qui aurait pu vivre sans son intervention, et qu'il ne serait permis d'y songer que dans le cas de fracture isolée de l'arc postérieur de la vertèbre avec troubles de la sensibilité seulement. Encore cette concession a-t-elle besoin d'être sanctionnée par la pratique.

Voilà ce que j'avais à dire de cette trépanation que l'on cherche à présenter comme le grand remède des fractures rachidiennes et qui est le plus sûr moyen de conduire les malades au tombeau.

Dirai-je encore en deux lignes quelle est la conduite à tenir en présence des fractures par armes à feu ou des fractures directes avec plaie, quoiqu'elles ne rentrent pas dans mon sujet.

Il s'agit là d'une question de chirurgie ordinaire. Il saute aux yeux que si l'ouverture est faite, on n'ajoute aucun danger à celui qui existe déjà, en l'agrandissant; on fait de la saine pratique, et par conséquent il va de soi qu'on doit extraire les fragments qui lèsent la moelle ou qui sont détachés des os. La science renferme plusieurs observations semblables, qui ne sont pas seulement conformes aux préceptes posés par Paul d'Egine, Ambroise Paré et Fabrice de Hilden, ainsi que l'indique M. Félizet, mais encore aux règles établies par tous nos maîtres. Louis, en les appliquant, n'a pas commis « une grande hardiesse », et aucune « des critiques qui assaillirent cinquante ans plus tard Henry Cline » ne pouvait être dirigée contre lui ni l'atteindre. L'illustre secrétaire perpétuel de l'Académie de chirurgie a logiquement fait son devoir. Henry Cline, dont nous louons l'intention, a fait une opération au hasard et est venu se heurter à une impossibilité.

3° Surveiller et relever au besoin l'état général

4° Prévenir et combattre les accidents consécutifs.

L'état général du malade est presque toujours sous le coup d'une dépression marquée, et il est rare qu'il survienne une réaction vive et soutenue.

A propos des accidents consécutifs, nous n'entendons parler que des complications gangréneuses, attendu que les paralysies persistantes des membres, de la vessie, du rectum, les affections définitives et organiques de la moelle ne réclament ici aucune médication spéciale. Bien plus, malheureusement elles n'ont fréquemment rien à attendre des traitements médicaux, et le temps des traitements chirurgicaux est passé.

Par conséquent, il est inutile d'entrer dans de longues dissertations thérapeutiques à leur sujet.

16

Les eschares au contraire peuvent souvent être évitées par une médication bien dirigée. Les eschares se développent sous l'influence d'une nutrition défectueuse, d'un trouble plus ou moins profond du système circulatoire et nerveux. Cette influence est singulièrement aggravée par les lésions de la moelle qui prédisposent la moitié inférieure du corps à la mortification. Le siége est déterminé par la compression qu'exerce le poids du corps lui-même sur certains points saillants qui le supportent. En première ligne, parmi les régions que frappe la gangrène se trouve donc naturellement la sacrée, puis la dorso-lombaire lorsque les apophyses épineuses des vertèbres fracturées proéminent beaucoup, les malléolaires externes, celles des talons, etc. Mais avant tout, je le répète, la région sacrée.

Trois indications se présentent donc à l'observateur :

1° Guérir l'affection médullaire. — Cette question a été traitée.

2° Combattre la disposition générale.

3° Annihiler autant que possible les causes locales.

La deuxième indication s'adresse à la débilité des malades, puisque nous avons écarté les affections consécutives de la moelle. Il s'agit de faire disparaître la dépression de l'économie ; c'est-à-dire de donner au blessé une alimentation substantielle, les toniques sous toutes les formes, et particulièrement les préparations de quinquina.

L'appétit est souvent éteint dès les premiers jours de la maladie, il est urgent de prendre les choses de loin et de l'exciter par tous les moyens en usage. On s'en tiendra aux aliments liquides tant que les solides ne seront point acceptés avec plaisir, mais dès qu'ils seront désirés, il y aura ordinairement lieu de les accorder. Ainsi que je l'ai déjà établi, à moins d'indice de réaction vive on évitera les émissions sanguines et surtout on repoussera leur systématisation. J'abrége de peur de tomber dans des répétitions inutiles.

La troisième indication relève de l'état local. Elle exige la suppression ou au moins la diminution de la compression. Pour arriver à ce but il n'y a qu'un moyen, c'est de la disséminer sur une large surface ; c'est-à-dire de donner au corps un support qui se moule sur lui.

Le matelas d'eau, si usité en Angleterre et récemment importé en France, remplit parfaitement ce désidératum. Il rend la compression si douce et si moelleuse en élargissant la base de sustentation, que ses mauvais effets sont à peu près annulés. Ce moyen puissant sera souvent utile (1). Je ne l'ai jamais employé dans les cas de fracture vertébrale, mais je l'ai mis et vu mettre en usage dans les maladies septiques à la Maison municipale de santé de Paris, où M. Demarquay, un de ses plus ardents promoteurs, le préconise avec raison. Ses avantages sont incontestables.

Cependant n'oublions pas que l'état local est primé par l'état général. Rappelons que le matelas d'eau ne sera pas toujours à notre disposition à cause de son prix élevé, et que d'ailleurs nos malades ont guéri sans lui, pendant que d'autres mouraient malgré lui.

Quand les eschares se sont formées, il faut tâcher de les limiter, en faciliter la chute, puis la cicatrisation. Les toniques et les stimulants, les absorbants, comme la charpie carbonifère de Pichot et Malapert (de Poitiers), rendront alors de véritables services.

CONCLUSIONS.

D'après les travaux antérieurs, d'après les faits contenus dans ce mémoire, et les expériences directes, on peut poser les conclusions suivantes :

1° L'immense majorité des fractures rachidiennes ont lieu par contrecoup : par flexion forcée en avant ou en arrière, par pression verticale. De ces deux mécanismes résultent deux variétés de solution de continuité : la fracture par *arrachement*, la fracture par *écrasement*. Celle-ci occupe plus particulièrement la douzième dorsale ; celle-là la première lombaire.

2° Le chevauchement s'accomplit toujours de telle façon que le fragment inférieur comprime la face antérieure de la moelle. La compression en arrière manque souvent, surtout si les deux segments s'inclinent à angle l'un vers l'autre. Cette disposition contre-indique formellement le trépan.

3° Outre les symptômes bien connus de la fracture vertébrale, il faut noter une déformation spéciale déjà signalée antérieurement, et des troubles de sécrétion dans les organes urinaires, qui simplifient le diagnostic.

4° Ce diagnostic est donc plus facile qu'on ne l'admet généralement.

(1) Voyez Gaujot et E. Spillmann, *Arsenal de la chirurgie contemporaine*, Paris, 1867, t. 1er, p. 479.

5° Le pronostic est moins grave qu'on ne l'avait dit jusqu'à présent. Il doit être établi d'après le début, l'intensité et la marche de la paralysie, et aussi d'après certains phénomènes d'ordre myélique qui annoncent la cessation prochaine de la paraplégie ou inversement son aggravation. Ces derniers signes sont tirés des fonctions génito-urinaires. Nous avons vu *guérir* 12 malades de fractures dorso-lombaires.

6° Pour le traitement, on attachera une importance immense à la position ; souvent elle devra être légèrement fléchie et non tout à fait horizontale. On songera parfois à la réduction, et l'on rejettera toujours la trépanation.

Nous n'avions à nous prononcer ici que sur les fractures indirectes de la colonne dorso-lombaire.

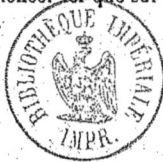

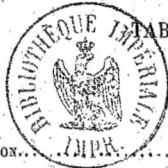

TABLE DES MATIÈRES

Paris. — Imprimerie de E. MARTINET, rue Mignon, 2.

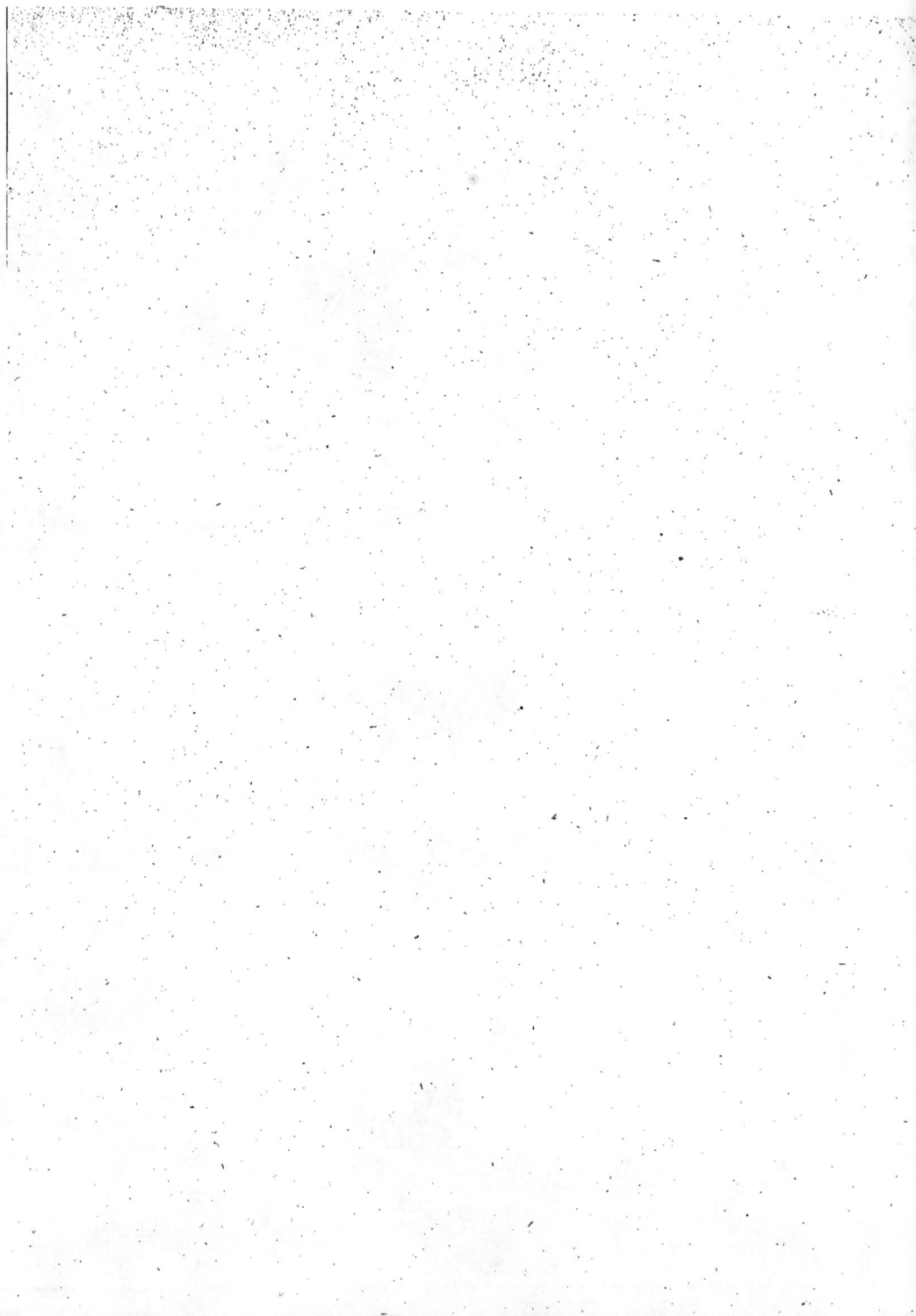

www.ingramcontent.com/pod-product-compliance
Lightning Source LLC
Chambersburg PA
CBHW062025200326
41519CB00017B/4933